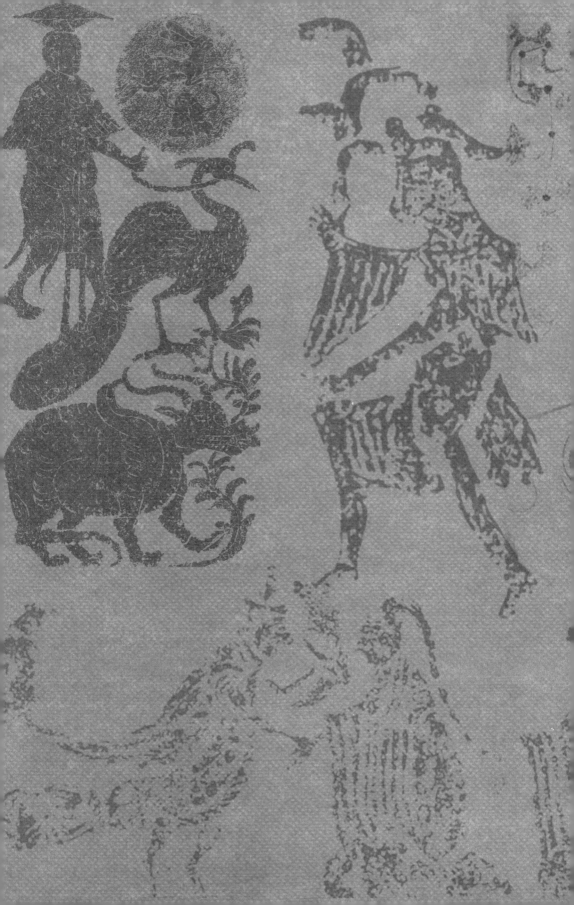

中国古医籍整理丛书

本 草 真 诠

明·杨崇魁 著

田代华 宋咏梅 何 永 校注

中国中医药出版社

·北 京·

图书在版编目（CIP）数据

本草真诠／（明）杨崇魁著；田代华，宋咏梅，何永校注．—北京：中国中医药出版社，2015.12

（中国古医籍整理丛书）

ISBN 978 - 7 - 5132 - 2222 - 8

Ⅰ.①本… Ⅱ.①杨… ②田… ③宋… ④何… Ⅲ.①本草 - 中国 - 明代 Ⅳ.①R281.3

中国版本图书馆 CIP 数据核字（2014）第 289169 号

中 国 中 医 药 出 版 社 出 版
北京市朝阳区北三环东路 28 号易亨大厦 16 层
邮政编码 100013
传真 010 64405750
保定市中画美凯印刷有限公司印刷
各地新华书店经销
＊
开本 710×1000 1/16 印张 18.75 字数 102 千字
2015 年 12 月第 1 版 2015 年 12 月第 1 次印刷
书 号 ISBN 978 - 7 - 5132 - 2222 - 8
＊
定价 58.00 元
网址 www.cptcm.com

国家中医药管理局
中医药古籍保护与利用能力建设项目
组织工作委员会

主 任 委 员 王国强

副 主 任 委 员 王志勇　李大宁

执 行 主 任 委 员 曹洪欣　苏钢强　王国辰　欧阳兵

执行副主任委员 李　昱　武　东　李秀明　张成博

委　　　　员

各省市项目组分管领导和主要专家

（山东省）武继彪　欧阳兵　张成博　贾青顺

（江苏省）吴勉华　周仲瑛　段金廒　胡　烈

（上海市）张怀琼　季　光　严世芸　段逸山

（福建省）阮诗玮　陈立典　李灿东　纪立金

（浙江省）徐伟伟　范永升　柴可群　盛增秀

（陕西省）黄立勋　呼　燕　魏少阳　苏荣彪

（河南省）夏祖昌　刘文第　韩新峰　许敬生

（辽宁省）杨关林　康廷国　石　岩　李德新

（四川省）杨殿兴　梁繁荣　余曙光　张　毅

各项目组负责人

王振国（山东省）　王旭东（江苏省）　张如青（上海市）

李灿东（福建省）　陈勇毅（浙江省）　焦振廉（陕西省）

蔡永敏（河南省）　鞠宝兆（辽宁省）　和中浚（四川省）

项目专家组

顾　问　马继兴　张灿玾　李经纬

组　长　余瀛鳌

成　员　李致忠　钱超尘　段逸山　严世芸　鲁兆麟
　　　　　郑金生　林端宜　欧阳兵　高文柱　柳长华
　　　　　王振国　王旭东　崔　蒙　严季澜　黄龙祥
　　　　　陈勇毅　张志清

项目办公室（组织工作委员会办公室）

主　任　王振国　王思成

副主任　王振宇　刘群峰　陈榕虎　杨振宁　朱毓梅
　　　　　刘更生　华中健

成　员　陈丽娜　邱　岳　王　庆　王　鹏　王春燕
　　　　　郭瑞华　宋咏梅　周　扬　范　磊　张永泰
　　　　　罗海鹰　王　爽　王　捷　贺晓路　熊智波

秘　书　张丰聪

前 言

中医药古籍是传承中华优秀文化的重要载体，也是中医学传承数千年的知识宝库，凝聚着中华民族特有的精神价值、思维方法、生命理论和医疗经验，不仅对于传承中医学术具有重要的历史价值，更是现代中医药科技创新和学术进步的源头和根基。保护和利用好中医药古籍，是弘扬中国优秀传统文化、传承中医学术的必由之路，事关中医药事业发展全局。

1949 年以来，在政府的大力支持和推动下，开展了系统的中医药古籍整理研究。1958 年，国务院科学规划委员会古籍整理出版规划小组在北京成立，负责指导全国的古籍整理出版工作。1982 年，国务院古籍整理出版规划小组召开全国古籍整理出版规划会议，制定了《古籍整理出版规划（1982—1990）》，卫生部先后下达了两批 200 余种中医古籍整理任务，掀起了中医古籍整理研究的新高潮，对中医文化与学术的弘扬、传承和发展，发挥了极其重要的作用，产生了不可估量的深远影响。

2007 年《国务院办公厅关于进一步加强古籍保护工作的意见》明确提出进一步加强古籍整理、出版和研究利用，以及

"保护为主、抢救第一、合理利用、加强管理"的方针。2009年《国务院关于扶持和促进中医药事业发展的若干意见》指出，要"开展中医药古籍普查登记，建立综合信息数据库和珍贵古籍名录，加强整理、出版、研究和利用"。《中医药创新发展规划纲要（2006—2020）》强调继承与创新并重，推动中医药传承与创新发展。

2003～2010年，国家财政多次立项支持中国中医科学院开展针对性中医药古籍抢救保护工作，在中国中医科学院图书馆设立全国唯一的行业古籍保护中心，影印抢救濒危珍本、孤本中医古籍1640余种；整理发布《中国中医古籍总目》；遴选351种孤本收入《中医古籍孤本大全》影印出版；开展了海外中医古籍目录调研和孤本回归工作，收集了11个国家和2个地区137个图书馆的240余种书目，基本摸清流失海外的中医古籍现状，确定国内失传的中医药古籍共有220种，复制出版海外所藏中医药古籍133种。2010年，国家财政部、国家中医药管理局设立"中医药古籍保护与利用能力建设项目"，资助整理400余种中医药古籍，并着眼于加强中医药古籍保护和研究机构建设，培养中医古籍整理研究的后备人才，全面提高中医药古籍保护与利用能力。

在此，国家中医药管理局成立了中医药古籍保护和利用专家组和项目办公室，专家组负责项目指导、咨询、质量把关，项目办公室负责实施过程的统筹协调。专家组成员对古籍整理研究具有丰富的经验，有的专家从事古籍整理研究长达70余年，深知中医药古籍整理研究的重要性、艰巨性与复杂性，履行职责认真务实。专家组从书目确定、版本选择、点校、注释等各方面，为项目实施提供了强有力的专业指导。老一辈专家的学术水平和智慧，是项目成功的重要保证。项目承担单位山东中医药大学、南京中医药大学、上海中医药大学、福建中医药大学、浙江省中医药研究院、陕西省中医药研究院、河南省中医药研究院、辽宁中医药大学、成都中医药大学及所在省市中医药管理部门精心组织，充分发挥区域间互补协作的优势，并得到承担项目出版工作的中国中医药出版社大力配合，全面推进中医药古籍保护与利用网络体系的构建和人才队伍建设，使一批有志于中医学术传承与古籍整理工作的人才凝聚在一起，研究队伍日益壮大，研究水平不断提高。

本着"抢救、保护、发掘、利用"的理念，该项目重点选择近60年未曾出版的重要古医籍，综合考虑所选古籍的保护价值、学术价值和实用价值。400余种中医药古籍涵盖了医经、基础理论、诊法、伤寒金匮、温病、本草、方书、内科、外科、女科、儿科、伤科、眼科、咽喉口齿、针灸推拿、养生、医案医话医论、医史、临证综合等门类，跨越唐、宋、金元、明以迄清末。全部古籍均按照项目办公室组织完成的行业标准《中医古籍整理规范》及《中医药古籍整理细则》进行整理校注，绝大多数中医药古籍是第一次校注出版，一批孤本、稿本、抄本更是首次整理面世。对一些重要学术问题的研究成果，则集中收录于各书的"校注说明"或"校注后记"中。

"既出书又出人"是本项目追求的目标。近年来，中医药古籍整理工作形势严峻，老一辈逐渐退出，新一代普遍存在整理研究古籍的经验不足、专业思想不坚定等问题，使中医古籍整理面临人才流失严重、青黄不接的局面。通过本项目实施，搭建平台，完善机制，培养队伍，提升能力，经过近5年的建设，锻炼了一批优秀人才，老中青三代齐聚一堂，有效地稳定了研究队伍，为中医药古籍整理工作的开展和中医文化与学术的传承提供必备的知识和人才储备。

本项目的实施与《中国古医籍整理丛书》的出版，对于加强中医药古籍文献研究队伍建设、建立古籍研究平台，提高古籍整理水平均具有积极的推动作用，对弘扬我国优秀传统文化，推进中医药继承创新，进一步发挥中医药服务民众的养生保健与防病治病作用将产生深远影响。

第九届、第十届全国人大常委会副委员长许嘉璐先生，国家卫生计生委副主任、国家中医药管理局局长、中华中医药学会会长王国强先生，我国著名医史文献专家、中国中医科学院马继兴先生在百忙之中为丛书作序，我们深表敬意和感谢。

由于参与校注整理工作的人员较多，水平不一，诸多方面尚未臻完善，希望专家、读者不吝赐教。

国家中医药管理局中医药古籍保护与利用能力建设项目办公室
二〇一四年十二月

许 序

"中医"之名立，迄今不逾百年，所以冠以"中"字者，以别于"洋"与"西"也。慎思之，明辨之，斯名之出，无奈耳，或亦时人不甘泯没而特标其犹在之举也。

前此，祖传医术（今世方称为"学"）绵延数千载，救民无数；华夏屡遭时疫，皆仰之以度困厄。中华民族之未如印第安遭染殖民者所携疾病而族灭者，中医之功也。

医兴则国兴，国强则医强。百年运衰，岂但国土肢解，五千年文明亦不得全，非遭泯灭，即蒙冤扭曲。西方医学以其捷便速效，始则为传教之利器，继则以"科学"之冕畅行于中华。中医虽为内外所夹击，斥之为蒙昧，为伪医，然四亿同胞衣食不保，得获西医之益者甚寡，中医犹为人民之所赖。虽然，中国医学日益陵替，乃不可免，势使之然也。呜呼！覆巢之下安有完卵？

嗣后，国家新生，中医旋即得以重振，与西医并举，探寻结合之路。今也，中华诸多文化，自民俗、礼仪、工艺、戏曲、历史、文学，以至伦理、信仰，皆渐复起，中国医学之兴乃属必然。

迄今中医犹为国家医疗系统之辅，城市尤甚。何哉？盖一则西医赖声、光、电技术而于20世纪发展极速，中医则难见其进。二则国人惊羡西医之"立竿见影"，遂以为其事事胜于中医。然西医已自觉将入绝境：其若干医法正负效应相若，甚或负远逾于正；研究医理者，渐知人乃一整体，心、身非如中世纪所认定为二对立物，且人体亦非宇宙之中心，仅为其一小单位，与宇宙万象万物息息相关。认识至此，其已向中国医学之理念"靠拢"矣，虽彼未必知中国医学何如也。唯其不知中国医理何如，纯由其实践而有所悟，益以证中国之认识人体不为伪，亦不为玄虚。然国人知此趋向者，几人？

国医欲再现宋明清高峰，成国中主流医学，则一须继承，一须创新。继承则必深研原典，激清汰浊，复吸纳西医及我藏、蒙、维、回、苗、彝诸民族医术之精华；创新之道，在于今之科技，既用其器，亦参照其道，反思己之医理，审问之，笃行之，深化之，普及之，于普及中认知人体及环境古今之异，以建成当代国医理论。欲达于斯境，或需百年欤？予恐西医既已醒悟，若加力吸收中医精粹，促中医西医深度结合，形成21世纪之新医学，届时"制高点"将在何方？国人于此转折之机，能不忧虑而奋力乎？

予所谓深研之原典，非指一二习见之书、千古权威之作；就医界整体言之，所传所承自应为医籍之全部。盖后世名医所著，乃其秉诸前人所述，总结终生行医用药经验所得，自当已成今世、后世之要籍。

盛世修典，信然。盖典籍得修，方可言传言承。虽前此50余载已启医籍整理、出版之役，惜旋即中辍。阅20载再兴整理、出版之潮，世所罕见之要籍千余部陆续问世，洋洋大观。

今复有"中医药古籍保护与利用能力建设"之工程，集九省市专家，历经五载，董理出版自唐迄清医籍，都400余种，凡中医之基础医理、伤寒、温病及各科诊治、医案医话、推拿本草，俱涵盖之。

噫！璐既知此，能不胜其悦乎？汇集刻印医籍，自古有之，然孰与今世之盛且精也！自今而后，中国医家及患者，得览斯典，当于前人益敬而畏之矣。中华民族之屡经灾难而益蕃，乃至未来之永续，端赖之也，自今以往岂可不后出转精乎？典籍既蜂出矣，余则有望于来者。

谨序。

第九届、十届全国人大常委会副委员长

许嘉璐

二〇一四年冬

王 序

中医学是中华民族在长期生产生活实践中，在与疾病作斗争中逐步形成并不断丰富发展的医学科学，是中国古代科学的瑰宝，为中华民族的繁衍昌盛作出了巨大贡献，对世界文明进步产生了积极影响。时至今日，中医学作为我国医学的特色和重要医药卫生资源，与西医学相互补充、相互促进、协调发展，共同担负着维护和促进人民健康的任务，已成为我国医药卫生事业的重要特征和显著优势。

中医药古籍在存世的中华古籍中占有相当重要的比重，不仅是中医学术传承数千年最为重要的知识载体，也是中医为中华民族繁衍昌盛发挥重要作用的历史见证。中医药典籍不仅承载着中医的学术经验，而且蕴含着中华民族优秀的思想文化，凝聚着中华民族的聪明智慧，是祖先留给我们的宝贵物质财富和精神财富。加强对中医药古籍的保护与利用，既是中医学发展的需要，也是传承中华文化的迫切要求，更是历史赋予我们的责任。

2010年，国家中医药管理局启动了中医药古籍保护与利用能力建设项目。这既是传承中医药的重要工程，也是弘扬优秀民族文化的重要举措，不仅能够全面推进中医药的有效继承和创新发展，为维护人民健康做出贡献，也能够彰显中华民族的璀璨文化，为实现中华民族伟大复兴的中国梦作出贡献。

相信这项工作一定能造福当今，嘉惠后世，福泽绵长。

国家卫生与计划生育委员会副主任

国家中医药管理局局长

中华中医药学会会长

王国强

二〇一四年十二月

马 序

　　新中国成立以来，党和国家高度重视中医药事业发展，重视古籍的保护、整理和研究工作。自 1958 年始，国务院先后成立了三届古籍整理出版规划小组，分别由齐燕铭、李一氓、匡亚明担任组长，主持制订了《整理和出版古籍十年规划（1962—1972）》《古籍整理出版规划（1982—1990)》《中国古籍整理出版十年规划和"八五"计划（1991—2000)》等，而第三次规划中医药古籍整理即纳入其中。1982 年 9 月，卫生部下发《1982—1990 年中医古籍整理出版规划》，1983 年 1 月，中医古籍整理出版办公室正式成立，保证了中医古籍整理出版规划的实施。2002 年 2 月，《国家古籍整理出版"十五"（2001—2005）重点规划》经新闻出版署和全国古籍整理出版规划领导小组批准，颁布实施。其后，又陆续制定了国家古籍整理出版"十一五"和"十二五"重点规划。国家财政多次立项支持中国中医科学院开展针对性中医药古籍抢救保护工作，文化部在中国中医科学院图书馆专门设立全国唯一的行业古籍保护中心，国家先后投入中医药古籍保护专项经费超过 3000 万元，影印抢救濒危珍、善、孤本中医古籍1640余种，开展了海外中医古籍目录调研和孤本回归工作。2010年，国家财政部、国家中医药管理局安排国家公共卫生专项资金，设立了"中医药古籍保护与利用能力建设项目"，这是继1982～1986年第一批、第二批重要中医药古籍整理之后的又一次大规模古籍整理工程，重点整理新中国成立后未曾出版的重要古籍，目标是形成并普及规范的通行本、传世本。

为保证项目的顺利实施，项目组特别成立了专家组，承担咨询和技术指导，以及古籍出版之前的审定工作。专家组中的许多成员虽逾古稀之年，但老骥伏枥，孜孜不倦，不仅对项目进行宏观指导和质量把关，更重要的是通过古籍整理，以老带新，言传身教，培养一批中医药古籍整理研究的后备人才，促进了中医药古籍保护和研究机构建设，全面提升了我国中医药古籍保护与利用能力。

作为项目组顾问之一，我深感中医药古籍保护、抢救与整理工作的重要性和紧迫性，也深知传承中医药古籍整理经验任重而道远。令人欣慰的是，在项目实施过程中，我看到了老中青三代的紧密衔接，看到了大家的坚持和努力，看到了年轻一代的成长。相信中医药古籍整理工作的将来会越来越好，中医药学的发展会越来越好。

欣喜之余，以是为序。

中国中医科学院研究员

马继兴

二〇一四年十二月

校注说明

　　《本草真诠》为明代杨崇魁著，成书于万历三十年（1602）。

　　杨崇魁，字调鼎，号搜真子，直隶清漳（今河北肥乡县）人。生平诸书未载，已难详考，据本书序言及书后题跋，杨氏以儒闻世，而留意于医药，大约生活于明万历年间。

　　本书系汇集前代医药文献整理而成。共分上、下两卷，每卷又分三集。上卷一集为五运六气学说，主要摘录汇集《素问》七篇大论内容，加以分类整理而成，并附运气图，较《素问》更加系统，易于掌握；二集为经络学说，主要依据《灵枢·经脉》内容，采用七言歌诀形式，介绍十二经脉循行及"是动""所生"疾病，并介绍了各经补泻温凉、报使引经药物；三集为药性分类，体例与《本草集要》相似，分为风、热、湿、燥、寒、气、血、痰、疮、毒、妇人、小儿十二门，每门又分若干类，简单介绍了1231种药物（包括重复）的功效主治。下卷一集首列诸品药性阴阳论，汇集了《素问》对药物气味厚薄、升降浮沉等阴阳属性的论述，然后分温、热、平、凉、寒五类药物，每药略述畏恶反使、气味归经、用药注意事项和功效主治等，最后介绍了"诸水"的临床应用；二集为食治门，分为米谷、菜蔬、果品、走兽、飞禽、虫鱼六类，收药141种，以歌诀加注形式，介绍了诸品的气味及功效主治；三集是摘取金元医家著作及本草序例中的相关内容改编而成，诸如十二经水火分治歌、五脏苦欲补泻药味、用药升降浮沉补泻法、标本阴阳论、五方之正气味、制方之法、七方、十剂，以及治法、产地、收采、藏留、贸易、咀片、制药、用药注意事项，尚有四气、五味、七情、五用、东垣随证治病药品、东垣用药凡例等。可谓资料全备，编排独具匠心。

《本草真诠》虽在学术上有一定创意，但杨氏毕竟不是医家出身，所论药物功效主治亦欠全面，故在社会上影响甚小，自万历三十年（1602）第一次雕版印刷后再未刊行。现北京大学图书馆藏有余良进怡庆堂刻本。本次校注以明代万历三十年（1602）建邑余良进怡庆堂刻本为底本。

此书在国内为孤本，无法应用对校，故以书中所引前代著作进行他校，并参以本校和理校。他校本主要有《素问》《灵枢》（人民卫生出版社 2005 年田代华校勘本）、《证类本草》（华夏出版社 1992 年印刷本）、《本草纲目》（中国书店 1988 年据商务印书馆版本影印本），以及金元医家著作等。具体方法如下：

1. 凡底本中因写刻致误的错别字及俗写字、异体字、古字，如少作小、己已作巳、工作二、鼓作皷、炳作炳、燥作躁、槁作稿、赢作赢、痘作豆、蛔作蚘、妙作玅、期作朞、鲠作骾、暖作煖、纳作内、膏作羔、呃作呝、翻作番、罐作罐等，予以回改，并在第一次出现时出校。

2. 凡底本与校本互异，显系底本有讹、脱、衍、倒者，据他校本或本书前后文例、文义改之、补之、删之或乙正之，并出校注明。若怀疑底本有误、脱、衍、倒者，则不改动原文，只出校注明疑误理由。若底本因纸残致脱文字者，凡能据字形轮廓或医理大体可以判定出某字者，则补其字，或在注文中注明应补某字；若难以判定者，则用虚阙号表示，并尽量在校语中指明其缺失字数。

3. 原书中的药物名称尽量规范，不出校。如活石改作滑石、独滑改作独活、山枝改作山栀、牛旁子改作牛蒡子、川练子改作川楝子、石羔改作石膏、白藕豆改作白扁豆、史君子改作使君子、真砵改作真珠、紫苑改作紫菀等。

4. 原书为分卷目录，今将分卷目录合为总目录，置于正文之前。目录与正文标题不一致者，以正文内容加以校核，对正文标题或目录进行适当修改调整，凡据目录修改正文标题者均出校，凡据正文标题修改目录者不出校。

5. 原书卷次及著作人、刊行人均置于目录前，今改置正文前。原书卷上分集缺失，今据目录补入。

6. 原书卷首均有"清漳调鼎杨崇魁编辑""建邑苍泉余良进刊行"；上卷末书有"本草真诠上卷终"，下卷末书有"下卷终"；上卷二集中的经脉图右上有相应经脉名称；为统一体例，今并删之。原书插图绘制粗糙，字迹不清，本次整理对书中插图重新进行了绘制。

7. 原书正文中不同种类药物的数量，有错记或漏记者，均据正文药物实数重新标记并出校说明。

序

古之医者，多出于博物好生之士，是以研《素》《难》，精色脉，洞阴阳，晓方饵，故投剂若神，而声名烂焉。若张葛陶王、孙刘李朱①，彰□②可睹矣。降而今也，谓医为小道，儒者薄而弗屑，彼委琐龌龊③之流，缘习以为利，是故岐扁所议，耳所未闻；《图经》所载，目所未睹，妄以己意，按成方侥幸奇中，间有识者，亦惟是窥其藩篱，未涉闿奥④，粗知温凉寒热而已，主治反毒而已，试叩以奇偶大小之制，缓急逆顺之宜，则固罔然失也。矧⑤运气之变，经络之详，阴阳之辨，升降浮沉之说，如何能解悟焉。又其甚者，以贵品窥厚利，以妄诞猎虚名，珠犀冰麝无往弗投，奇方怪石遇病杂施。此辈出，而脉因证治，乖经离次，病之危者什九矣，寄死生之谓何？此其无

---

① 张葛陶王孙刘李朱：张，张仲景，东汉著名医家，著有《伤寒杂病论》，今析为《伤寒论》与《金匮要略》；葛，葛洪，晋代医家，著有《肘后备急方》等书；陶，陶弘景，南朝梁代药物学家，著有《本草经集注》等书；王，王叔和或王冰，王叔和为魏晋医家，著有《脉经》等书，王冰为唐代医家，著有《黄帝内经素问注》；孙，孙思邈，唐代医家，著有《千金要方》和《千金翼方》；刘，刘完素，金代医家，著有《素问玄机原病式》《素问病机气宜保命集》等书；李，李东垣，金元医家，著有《脾胃论》《内外伤辨惑论》等书；朱，朱丹溪，元代医家，著有《局方发挥》《格致余论》等书。

② □：原字残缺。据文义，或当作"然"字。

③ 委琐龌龊：引申为品行不端。委琐，容貌鄙俗；龌龊，器量狭小。

④ 闿奥：本指室内深处，后用以比喻学问、事理精微深奥的境界。

⑤ 矧（shěn 审）：况且，何况。《尚书·大诰》："厥子乃弗肯播，矧肯获？"

恒之尤者也，又何十全三德①之足云哉！予以夙晦作蠹简编，于岐黄之书尝致意焉，至阅世之医者如彼，安能无恻然于怀乎！于是不谅矩见②，取诸家本草采而集诸，稽③自炎农太乙，迄于节斋古庵④，靡不搜其要妙，遗其迂僻，捃摭⑤成帙，命之曰《本草真诠》。盖先以明运气，次以别经络，中以列证治，继以辨阴阳，而证以古人之议论终焉。信乎医者便于检用，饵者便于稽疑。一展卷间，宏纲要旨，昭然在目，彼向之积案盈箱，皆糟粕矣。而难者曰：九折臂而成医；医不三世，不服其药。甚哉！医之难也。吾子方以儒闻，世俗溺于所见，夫谁其信之？予应之曰：非然也。医之来尚矣。其学遍，物之智也；其心道，济之仁也。有其智而行其仁，此唯吾儒有焉。然则是编也，不足以尽吾儒，宁不足以见吾儒乎？而谓世不信我，吾何敢知，何敢知！

时万历壬寅岁仲春搜真子杨崇魁序

---

① 十全三德：明代医家寇平《全幼心鉴》中提出的医德规范。十全为：一要识字，二要阴阳，三辨脉理，四知规矩，五明反覆，六尝药性，七会针灸，八要端庄，九要礼貌，十要合人。三德为：一德者，要博览群书，观古贤先典秘书，救一切黎庶之怪症，此乃一德也。二德者，行如流水，坐如太山，不识美色，不构资财，此乃是二德也。三德者，有富贵之家，不可以犀角象牙为丸，取奉于他；与贫穷之家，不可以胡麻粉面为丸，欺哄于他。

② 矩见：犹短见，谓所见不广。矩，常规也。《尔雅·译诂》："矩，常也。"所见不出常规，故犹短见。亦谦辞也。

③ 稽（jī 鸡）：考核，考察。《周礼·夏官·大司马》："简稽乡民。"

④ 节斋古庵：节斋，即王纶，号节斋，明代医药学家，著有《本草集要》《明医杂著》等书。古庵，即方广，号古庵，明代医家，著有《丹溪心法附余》《脉药证治》等书。

⑤ 捃摭（jùnzhí 郡直）：摘取，收集。《周书·熊安生传》："乃讨论图纬，捃摭异闻。"

目 录

卷之上

一 集

十干纪运之图

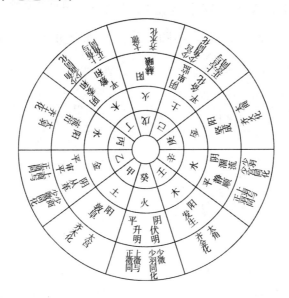

甲己化土，乙庚化①金，丙辛化水，丁壬化木，戊癸化火，是谓五运也。然阳年太过，是以木运太角②曰发生，火运太徵曰赫曦，土运太宫曰敦阜，金运太商曰坚成，水运太羽曰流衍，盖己胜而欲齐其所胜之化也。阴年不及，

---

① 化：原无，据前后文例补。
② 太角：原作"大角"，"大"古通"太"，今据《素问·六元正纪大论》律之。下文大徵、大宫、大商、大羽同改。后同。

是以木运少角曰委和，火运少徵曰伏明，土运少宫曰卑监，金运少商曰从革，水运少羽曰涸流，盖己弱则胜者来兼其化也。其平气之年，则是运逢太过，而为司天所抑而反其平；运值不及，而得天符、岁会相佐而同其正；又有年辰相合，及交气日时干相合，则得为己助，皆命曰平气，其物生脉应皆合期，无后先也。然难以预纪，当以逐年辰日时干求之。故木运正角曰敷和，火运正徵曰升明，土运正宫曰备化，金运正商曰审平，水运正羽曰顺静也。

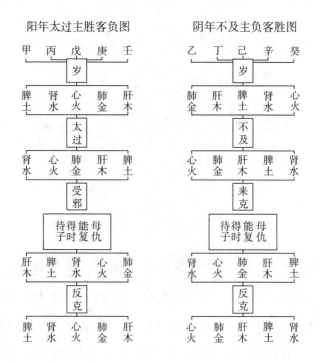

阳年太过主胜客负图　　　　阴年不及主负客胜图

岁运太过，则先天时化，以气胜实，故不胜者受邪，经曰：未至而至，此谓太过，则薄所不胜而乘所胜，命曰气淫是也。岁运不及，则后天时化，以气衰虚，故胜己者来克，经曰：至而不至，此谓不及，则所胜妄行而所生受病，所不胜而薄之，命曰气迫是也。然有胜必有复，其复必待时也。行复于所胜，则已不可前，故待得时则子当旺，然后为母复仇，故经云胜复同者，此也。然六气有正化、对化之司，若正司化令之实甚，则胜而不复，对司化令之虚微，则胜而有复，胜甚则复甚，胜微则复微，所谓邪气化日也。如是气不相得，则邪气中人而疾病矣。然天地之气亦行胜复，故经曰：初气终三气，天气主之，胜之常也。四气尽终气，地气主之，复之常也。盖胜至而复，复已而胜，故无常气乃止；复而不胜，则是生气已绝，故曰伤生也。

地支六气之图

地气静而守位，故寒暑风湿燥火相承而终岁度。是以木为初气，自前年大寒日交至春分前，六十日八十七刻半，卯正之中，风气乃行也。君火为二气，自春分日交至立夏①，六十日有奇，巳正之中，宣淑乃行也。相火为三之气，自小满至小暑，六十日有奇②，未正之中，炎热乃行也。土为四气，自大暑③至秋分前，六十日有奇，酉正之中，湿蒸乃作也。金为五气，自秋分至立冬六十日有奇，亥正之中，清气乃行，万物皆燥也。水为六气，自小雪至小寒六十日有奇，丑正之中，寒气乃行也。此主气之

---

① 夏：此后原有"前"字，据下图删。
② 六十日有奇：此5字原在下"未正之中"后，今据前后文例移。
③ 大暑：原作"立秋"，据下图改。

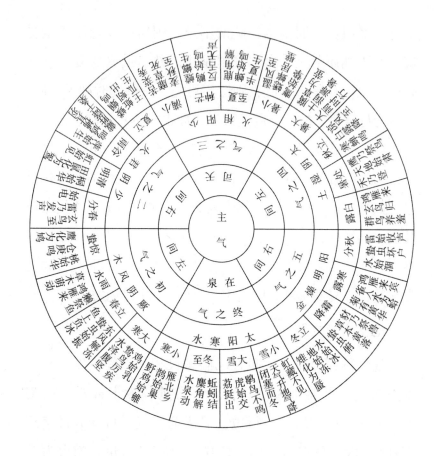

常也。然六气又有司天、在泉、间气，客行天令加于主气之上，故有温凉、寒暑、明晦、风雨、霜云、电雹、雷霆不同之化，虽六气之令不能全为所夺，而当其时自有微甚之变矣。故具客气之图于上。

子午年司天客气加主气图

凡此少阴司天之政，气化运行先天，地气肃，天气明，寒交暑，热加燥，云驰雨府，湿化乃行，时雨乃降，金火合德，上应荧惑、太白。其政明，其令切，水火寒热

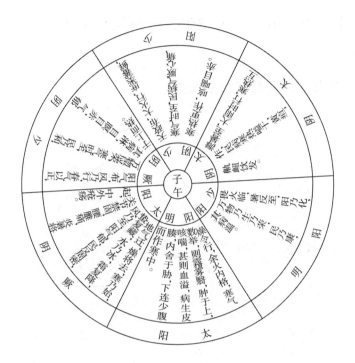

持于气交，而为病始也，热病①生于上，清病生于下，寒
热凌犯而争于中。民病咳喘、血溢血泄、衄嚏、目赤眦
疡，寒厥入胃，心痛、腰痛、腹大、嗌干肿上。岁宜咸以
软之而调其上，甚则以苦发之；以酸收之而安其下，甚则
以苦泄之。适气同异而多少②之。同天气者以寒清化，同
地气者以温③热化。用热远热，用凉远凉，用温远温，用
寒远寒，食宜同法。有假则反，此其道也。

---

① 病：原作"命"，据《素问·六元正纪大论》改。

② 少：原作"小"，据《素问·六元正纪大论》改。后文凡"少"作
"小"者，均同改。

③ 温：原作"湿"，据《素问·六元正纪大论》改。后文凡"温"作
"湿"者，均同改。

同天气，太角、太徵岁。同地气，太宫、太商、太羽岁。

丑未年司天客气加主气图

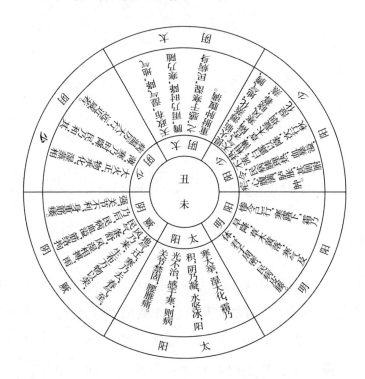

凡此太阴司天之政，气化运行后天，阴专其政，阳气退避，大风时起，天气下降，地气上腾，原野昏霿①，白埃四起，云奔南极②，寒雨数至，物成于差夏③。民病寒湿

---

① 昏霿（méng 蒙）：昏暗。《说文·雨部》："霿，晦也。"

② 南极：《素问·六元正纪大论》王冰注："南极，雨府也。"

③ 差夏：夏末秋初。《类经·运气类·六十年运气病治之纪》："差，参差也。夏尽入秋，谓之差夏。"

腹满、身膜愤①、胕肿、痞逆、寒厥拘急。湿寒合德，黄黑埃昏，流行气交，上应镇星、辰星。其政肃，其令寂②，故阴凝于上，寒积于下，寒水胜火，则为冰雹，阳光不治，杀气乃行。故有余宜高，不及宜下；有余宜晚，不及宜早。土之利，气之化也。岁宜以苦燥之温之，甚者发之泄之。不发不泄，则湿气外溢，肉溃皮拆③，而水血交流。必赞其阳火，令御甚寒，从气异同，少多其判也。同寒者以热化，同湿者以燥化；异者少之，同者多之。用凉远凉，用寒远寒，用温远温，用热远热，食宜同法。假者反之，此其道也。

少宫、少商、少羽岁同寒，少宫岁又同温，少角、少徵岁平和。

寅申年司天客气加主气图

凡此少阳司天之政，气化运行先天，天气正，地气扰，风乃暴举，木偃沙飞，炎火乃流，阴行阳化，雨乃时应，火木同德，上应荧惑、岁星。其政严，其令扰，故风热参布，云物沸腾，太阴横流，寒乃时至，凉雨并起。民病寒中，外发疮疡，内为泄满。故圣人遇之，和而不争。

---

① 膜（chēn 嗔）愤：腹肉胀满的意思。膜，《广韵·真韵》："肉腹起也。"愤，《广雅·释诂》："盈也。"

② 寂：原字残缺，据《素问·六元正纪大论》补。

③ 拆：原作"折"，据《素问·六元正纪大论》改。

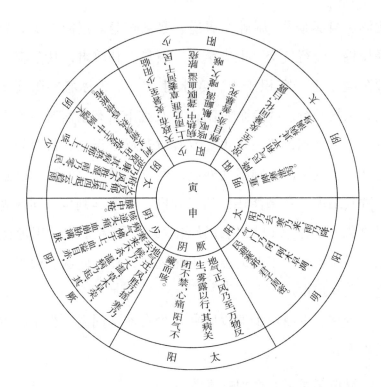

往复之作①，民病寒热疟泄，聋瞑呕吐，上怫肿色变。故岁宜咸、宜辛、宜酸，渗之泄之，渍之发之，观气寒温以调其过，同风热者多寒化，异风热者少寒化。用热远热②，用温远温，用寒远寒，用凉远凉，食宜同法。有假者反之③，此其道也。

---

① 往复之作：《素问·六元正纪大论》同。然本篇阳明司天之政作"胜复之作"，义长。

② 热：原脱，据《素问·六元正纪大论》补。

③ 之：原脱，据《素问·六元正纪大论》补。

太角、太徵岁同风热。太宫、太商、太羽岁异风热。

卯酉年司天主气加客气图

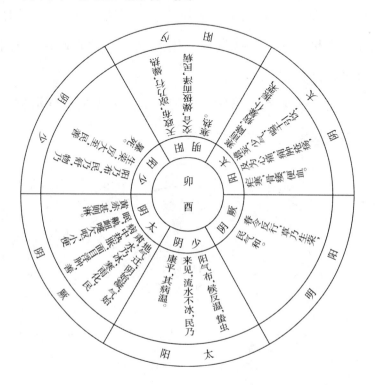

凡此阳明司天之政，气化运行后天，天气急，地气明，阳专其令，炎暑大行，物燥以坚，淳风乃治，风燥横运，流于气交，多阳少阴，云趋雨府，湿化乃敷，燥极而泽，金火合德，上应太白、荧惑。其政切，其令暴，蛰虫乃见，流水不冰，民病咳、嗌塞、寒热、发暴、振栗、癃秘。清先而劲，毛虫乃死，热后而暴，介虫乃殃。其发燥①，胜复之作，扰而大乱，清热之气，持于气交。岁宜以咸以苦以辛，汗之清之散之，安其运气，无使受邪。以寒热轻重少多其制，同热者多天化，同清者多地化。用凉远凉，用热远热，用寒远寒，用温远温，食宜同法。有假者反之，此其道也。

少角、少徵岁同热化。少宫、少商、少羽岁同清化。

辰戌年司天客气加主气图

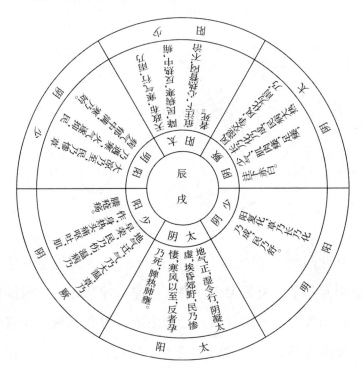

凡此太阳司天之政，气化运化先天，天气肃，地气

---

① 燥：原作"暴"，据《素问·六元正纪大论》改。

静，寒临太虚，阳气不令，水土合德，上应辰星、镇星。其政肃，其令徐，寒政大举，泽无阳焰，则火发待时，少阳中治，时雨乃涯，止极雨散，还于太阴，云朝北极，湿化乃布，泽流万物，寒敷于上，雷动于下，寒湿之气，持于气交。民病寒湿，发肌肉萎，足萎不收，濡泻血溢。故岁宜苦以燥之温之，抑其运气，扶其不胜，无使暴过而生其疾。适气同异多少制之，同寒湿者燥热化，异寒湿者燥湿化。用寒远寒，用凉远凉，用温远温，用热远热，食宜同法。有假者反常。

太宫、太商、太羽岁同寒湿。太角、太徵岁异寒湿。

巳亥年司天客气加主气图

凡此厥阴司天之政，气化运行后天，诸同正岁，气化运行同天①，天气扰，地气正，风生高远，炎热从之，云趋雨府，湿化乃行，风火同德，上应岁星、荧惑。其政挠，其令速，风燥火热，胜复更作，蛰虫来见，流水不冰，热病行于下，风病行于上，风燥胜复形于中。岁宜以辛调上，以咸调下，畏火之气，无妄犯之。用温远温，用热远热，用凉远凉，用寒远寒，食宜同法。有假者②反常，此其道也。

详此运，何以不言适气同异少多之制？盖厥阴之政与

---

① 同天：原无，据《素问·六元正纪大论》补。

② 者：《素问·六元正纪大论》无此字。

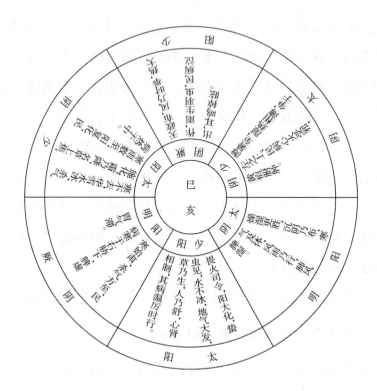

少阳之政同，六气分政，惟厥阴与少阳之政上下无克罚之异，治化惟一，故不再言同风热者①多寒化、异风热者少寒化也。

六十年五运六气加临之图

寒暑燥湿风火，天之阴阳也，三阴三阳上奉之。木火土金水火，地之阴阳也，生长化收藏下应之。天以阳生阴长，地以阳杀阴藏。天有阴阳，地亦有阴阳。所以欲知天

---

① 者：原无，据下文"异风热者少寒化"句，此亦当有"者"字，故据补。

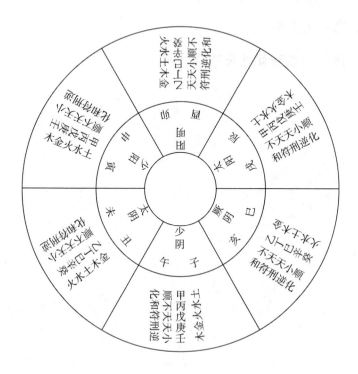

地之阴阳者，应天之气动而不息，故五岁而右迁；应地之气静而守位，故六期①而环会。动静相召，上下相临，阴阳相错，而变由生也。是以司天生运，名曰顺化；运生司天，名曰小逆。司天克运，名曰天刑；运克司天，名曰不和。司天与运和合，名曰天符；而年辰地支又合，又是岁会，名曰太乙天符；而运与年辰支单合，则曰岁会；而运与在泉合，又与当年年干相合，遇阳则曰同天符，遇阴则曰同岁会。故六十年之间，太一天符四年，天符十二年，岁会八年，同天符六年，同岁会六年。是以病之徐疾暴

---

① 期（jī基）：一周年。《尚书·尧典》："期，三百有六旬有六日。"

死，靡不由之矣。

运气加临脉候寸尺不应之图

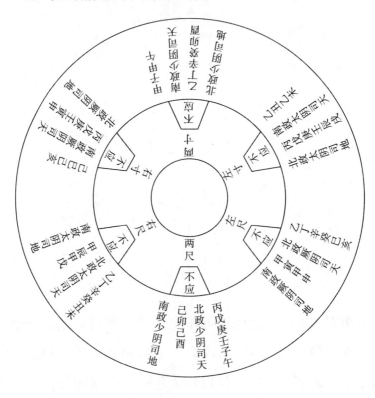

图解运气图

　　经曰：夫天地之气，胜复之作，不形于诊也①。脉法曰：天地之变，无以脉诊。此之谓也。又曰：随其②气所在，期于左右，从其气则和，违其气则病，迭③移其位者

---

①　诊也：原作"证诊"，据《素问·五运行大论》改。
②　其：《素问·五运行大论》无此字。
③　迭：此前《素问·五运行大论》有"不当其位者病"6字。

病，失守其位者危，寸尺反①者死，阴阳交者死。经曰：夫寸尺反者死，谓岁当阴在寸而反见于尺，谓岁当阳在尺而反见于寸，若寸尺反者死；若寸尺独然，非反见，谓不应。惟子午卯酉四年应之②。夫阴阳交者，谓岁当阴在右而反于左③，谓岁当阳在左而反于右，左右交者死；若左右独然非交，是谓不应。惟寅申巳亥辰戌丑未八年有应也。今依夫《素问》正经直言图局，又言脉法。先立其年，以知其气，左右应见，然后乃言死生也。凡三阴司天在泉、上下南北二政，左④右两手寸尺不相应，皆为脉沉下者，仰手而沉，覆手则沉为浮，细为大也。若不明此法，如过渊海问津，岂不愚乎？区区白首不能晓明也。况因旬月邪仆亦留入式之法、加临五运六气、三阴三阳标本、南北之政、司天在泉主病，立成图局，易晓其义，又何不达于圣意哉！

---

① 反：此前原有"交"字，乃涉下文"阴阳交"致误，据《素问·五运行大论》删。

② 夫寸尺……应之：原在释"阴阳交者死"数句之后，然按原文顺序，当在释"阴阳交者死"之前，故移于此。又，夫，原作"谓"，据文例改。

③ 谓岁……反于左：此10字原在"谓岁当阳在左而反于右"之后，今据《素问·五运行大论》王冰注移。

④ 左：原作"或"，考下文乃言"两手"，不当只言"右"，"或"当为"左"之误，故据文义改。

五运六气主病加临转移之图

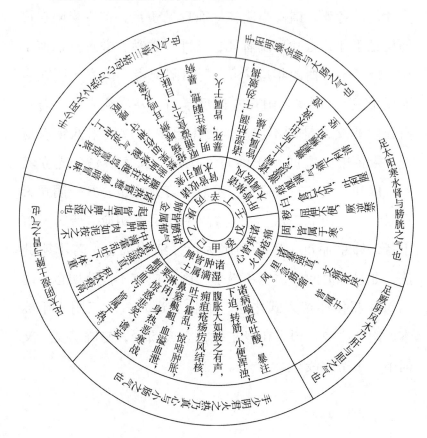

　　夫五运六气主病，阴阳虚实，无越此图。经曰：上，天也。下，地也。周天，谓天周也。五行之位，天垂六气，地布五行，天顺地而左回，地承天而东转。木运之后，天气常余，余气不加君火，却退一步，加临相火之上，是以每五岁已，退一位而右迁，故曰左右周天，余而复会。会，遇也。言天地之道常五岁毕，则以余气迁加，复与五行座位再相会合，而为岁法也。周天，谓天周地位，非周天之六气也。经曰加临法曰：先立其年，以知其气，左右应见，然后乃言生死也。

运气病机①

木运太过不及病机药宜②

岁木太过，风气流行，脾土受邪，民病飧泄食减，体重烦冤，肠鸣腹支满，上应岁星。甚则忽忽善怒，眩冒巅疾。化气不政，生气独治，云物③飞动，草木不宁，甚而摇落，反胁痛而吐甚，冲阳绝者死不治，上应太白星。

岁木不及，燥乃大行，生气失应，草木晚荣，肃杀而甚，则刚木辟著，柔萎苍干，上应太白星。民病中清，胠胁痛，小腹痛，肠鸣溏泄，凉雨时至，上应太白、岁④星，其谷苍。上临阳明，生气失政，草木再荣，化气乃急，上应太白、镇星，其主苍早。复则炎暑流火，湿性燥，柔脆草木焦槁⑤，下体再生，华实齐化，病寒热疮疡，痱疹痈痤⑥，上应荧惑、太白，其谷白坚。白露早降，收杀气行，寒雨害物，虫食甘黄，脾土受邪，赤气后化，心气晚治，

---

① 运气病机：原无，原书目录有"运气病机图"5字，考本节并无图，"图"字乃衍文，今据目录补"运气病机"4字。

② 木运太过不及病机药宜：原作"木运"，据原书目录补。后"火运""土运""金运""水运"同补。

③ 物：原作"木"，据《素问·气交变大论》改。

④ 岁：原脱，据下文"上应太白、镇星"补。

⑤ 焦槁：原作"上稿"，据《素问·气交变大论》改。

⑥ 痤：原作"座"，据《素问·气交变大论》改。

上胜肺金，白气乃屈，其谷不成，咳而衄，上应荧惑、太白星。

木郁之发，太虚埃昏，云物以扰，大风乃至，发屋折木，木有变。故民病胃脘当心而痛，上支两胁，鬲咽不通，食饮不下，甚则耳鸣眩转，目不识人，善暴僵仆。太虚苍埃，天山一色，或为浊色，黄黑郁若，横云不起雨，而乃发也。其气无常，长川草偃，柔叶呈①阴，松吟高山，虎啸岩岫，怫之先兆也。

壬申同天符　壬寅同天符　其运②风鼓，其化鸣紊启拆，其变振拉摧拔，其病掉眩、支胁、惊骇。

上少阳相火　中太角木运　下厥阴木　火化二，风化八，正化日也。其化上咸寒，中酸和，下辛凉，所谓药食宜也。

壬午　壬子　其运风鼓，其化鸣紊启拆，其变振拉摧拔，其病支满。

上少阴火　中太角木运　下阳明金　热化二，风化八，清化四，正化度也。其化上咸寒，中酸凉③，下酸温，药食宜也。

壬辰　壬戌　其运风，其化鸣紊启拆，其变振拉摧拔，其病掉眩、目瞑。

---

① 呈：原作"长"，据《素问·六元正纪大论》改。
② 运：原作"气"，据《素问·六元正纪大论》改。
③ 中酸凉：《素问·六元正纪大论》同。然本论太角木运均作"中酸和"，似是。

上太阳水　中太角木①运　下太阴土　寒化六，风化八，雨化五，正化度也。其化上苦温，中酸和，下甘温，药食宜也。

丁卯岁会　丁酉　同正商。其运风清热。

上阳明金　中少角木运　下少阴火　清化热化胜复同，所谓邪气化日也。灾三宫。燥化九，风化三，热化七，正化日也。其化上苦小温，中辛和，下咸寒，药食宜也。

丁丑　丁未　同正宫。其运风清热。

上太阴土　中少角木运　下太阳水　清化热化胜复同，邪气化度也。灾三宫，雨化五，风化三，寒化一，正化度也。其化上苦温，中辛温②，下甘热，药食宜也。

丁巳天符　丁亥天符　同正角。其运风清热。

上厥阴木　中少角木运　下少阳火　清化热化胜复同，邪气化度也。灾三宫。风化三，火化七，正化度也。其化上辛凉，中辛和，下咸寒③，药食宜也。

火运太过不及病机药宜

岁火太过，炎暑流行，肺金④受邪，民病疟，少气咳喘，血溢血泄，注下，嗌燥耳聋，中热肩背热，上应荧惑

---

① 木：原脱，据《素问·六元正纪大论》补。

② 中辛温：《素问·六元正纪大论》同。然本论少角木运均作"中辛和"，似是。

③ 寒：原作"甘"，据《素问·六元正纪大论》改。

④ 肺金：原作"金肺"，据《素问·气交变大论》乙正。

星。甚则胸中痛，胁支满胁痛，膺背痛，肩胛间痛，两臂内痛，身热骨痛而为浸①淫，收气不行，长气独明，雨冰霜寒，上应辰星。上临少阴少阳，火爇焫②，水泉涸，物焦槁，病反谵妄狂越，咳喘息鸣，下甚，血溢泄不已，太渊绝者死不治，上应荧惑星。

岁火不及，寒乃大行，长政不用，物荣而下，凝惨而甚，则阳气不化，乃折荣美，上③应辰星。民病胸中痛，胁支满，两胁痛，膺背、肩胛间及两臂内痛，郁冒蒙昧，心痛暴喑，胸腹大，胁下与腰相引而痛，甚则屈不能伸，髋髀如别，上应荧惑星、辰星。复则埃郁，大雨且至，黑气乃辱，病鹜溏腹满，食饮不下，寒中肠鸣，注泄腹痛，暴挛痿痹，足不任身，上应镇星、辰星。

火郁之发，太虚肿④翳，大明不彰，炎火行，大暑至，山泽燔燎，材木流津，广厦腾烟，土浮霜卤，止水乃减，蔓草焦黄，风行惑言，湿化乃后。故民病少气，疮疡痈肿，胁腹胸背、面首四肢䐜愤胪胀，疡疿⑤呕逆，瘛疭骨痛，节乃有动，注下温疟，腹中暴痛，血溢流注，精液乃少，目赤心热，甚则瞀闷懊憹，善暴死。刻中大温，汗濡

---

① 浸：原作"侵"，据《素问·气交变大论》改。
② 焫（ruò 若）：原作"炳"，据《素问·气交变大论》改。焫，烧也。
③ 上：原作"止"，据《素问·气交变大论》改。
④ 肿：《素问·六元正纪大论》同。然刘衡如校云："据下文'火发而曛昧'及上文'热曛昏火夏化同'，当作'曛'。"刘氏之说似是。曛，昏暗也。
⑤ 疿：原作"怫"，据《素问·六元正纪大论》改。

玄府，其乃发也，其气四。动复则静，阳极反阴，湿令乃化乃成。华发水凝，山川冰雪，焰阳午泽，怫之先兆也。

戊辰　戊戌　同正徵。其运热，其化暄暑郁燠，其变炎①烈沸腾，其病热郁。

上太阳水　中太徵火运　下太阴土　寒化六，热化七，湿化五，正化日也。其化上苦温，中甘和，下甘温，药食宜也。

戊寅天符　戊申天符

上少阳相②火　中太徵火运　下厥阴木　火化七③，风化三，正化度也。其化上咸寒，中甘和，下辛凉，药食宜也。

戊子天符　戊午太一天符　其运炎暑，其化暄曜郁燠，其变炎烈沸腾，其病上热血溢。

上少阴火　中太徵火运　下阳明金　热化七，清化九，正化度也。其化上咸寒，中甘寒，下酸温，药食宜也。

癸酉同岁会　癸卯同岁会　同正商。其运热寒雨。

上阳明金　中少徵火运④　下少阴火　寒化雨化胜复

---

① 炎：原作"灾"，据《素问·六元正纪大论》改。
② 相：原脱，据《素问·六元正纪大论》补。
③ 七：原作"二"，据《素问·六元正纪大论》改。新校正云："详天符司天与运合，故只言火化七。火化七者，太徵之运气也。若少阳司天之气，则戊寅火化二，戊申火化七。"
④ 运：原脱，据《素问·六元正纪大论》补。

同，邪①化日也。灾九宫。燥化九，热化二，正化日也。其化上苦小温，中咸温，下咸寒，药食宜也。

癸未　癸丑　其运热寒雨。

上太阴土　中少徵火运②　下太阳水　寒化雨化胜复同，邪③化度也。灾九宫。雨化五，火化二，寒化一，正化度也。其化上苦温，中咸温，下甘热，药食宜也。

癸巳同岁会　癸亥同岁会　其运热寒雨。

上厥阴木　中少徵火运④　下少阳相火　寒化雨化胜复同，邪气化度也。灾九宫。风化八，火化二，正化度也。其化上辛凉，中咸和，下咸寒。药食宜也。

土运太过不及病机药宜

岁土大过，雨湿流行，肾水受邪。民病腹痛清厥，意不乐，体重烦冤，上应镇星。甚则肌肉萎、足痿不收，行善瘛，脚下痛，饮发中满食减，四肢不举。变生得位，藏气伏，化气独治之，泉涌河衍，涸泽生鱼，风雨大至，土崩溃，鳞见于陆。病腹满溏泄肠鸣，反下甚，而太溪绝者，死不治，上应岁星⑤。

岁土不及，风乃大行，化气不令，草水茂荣，飘扬而甚，秀而不实，上应岁星。民病飧泄霍乱，体重腹痛，筋

---

① 邪：此下《素问·六元正纪大论》有"气"字。
② 运：原脱，据《素问·六元正纪大论》补。
③ 邪：此下《素问·六元正纪大论》有"气"字。
④ 运：原脱，据《素问·六元正纪大论》补。
⑤ 上应岁星：原脱，据《素问·气交变大论》补。

骨繇复，肌肉胭酸，善怒。藏气举事，蛰虫早附，咸病寒中，上应岁星、镇星。复则收政严峻，名木苍凋，胸①胁暴痛，下引小腹，善太息，虫食甘黄，气客于脾，民食少失味，上应太白、岁星。上临厥阴，流水不冰，蛰虫来见，藏气不用，白乃不复，上应岁星，民乃康。

土郁之发，岩谷震惊，雷殷气交，埃昏黄黑，化为白气，飘骤高深，击石飞空，洪水乃从，川流漫衍，田牧土驹。化气乃敷，善为时雨，乃生乃长②，始化始成。故民病心腹胀，肠鸣而为数后，甚则心痛胁膜，呕吐霍乱，饮发注下，胕肿身重。云奔雨府，霞拥朝阳，山泽埃昏，其乃发也，以其四气。云横天山，蜉蝣③生灭，怫之先兆也。

甲子　甲午　其运阴雨，其化柔润时雨，其变震惊飘骤，其病中满身重。

上少阴火　中太宫土运④　下阳明金　热化二，雨化五，燥化四，正化日也。其化上咸寒，中苦热，下酸热，药宜食也。

甲戌岁会 同天符　甲辰岁会 同天符　其运阴埃，其化柔润重泽，其变震惊飘骤，其病湿下重。

上太阳水　中太宫土运　下太阴土　寒化六，湿化

---

① 胸：原作"胃"，据《素问·气交变大论》改。

② 乃生乃长：《素问·六元正纪大论》作"始生始长"。

③ 蜉蝣：昆虫名，又名渠略。寿命很短，少则数小时，多则六七天。其死生与阴雨有关。飘浮游动，指云雾横贯于天空山谷之间飘动貌。

④ 运：原脱，据《素问·六元正纪大论》补。此后同补，不再出校。

五，所谓正化日也。其化上苦热，中苦温，下苦温，药食宜也。

甲申　甲寅　<small>其运阴雨，其化柔润重泽，其变震惊飘骤，其病体重胕肿痞饮。</small>

上少阳火　中太宫土运　下厥阴木　火化二，雨化五，风化八，正化度也。其化上咸寒，中咸和，下辛凉，药食宜也。

己巳　己亥　<small>同正角①。其运雨风清。</small>

上厥阴木　中少宫土运　下少阳相火　风化清化胜复同，所谓邪气化日也。灾五宫。风化三，湿化五，火化七②，正化日也。其化上辛凉，中甘和，下咸寒，药食宜也。

己卯　己酉　<small>其运雨风凉③。</small>

上阳明金　中少宫土运　下少阴火　风化清化胜复同，邪气化度也。灾五宫。清化九，雨化五，热化七，正化度也。其化上苦小温，中甘和，下咸寒，药食宜也。

己丑<small>太一天符</small>　己未<small>太一④天符</small>　<small>同正宫⑤。其运雨风清。</small>

上太阴土　中少宫土运　下太阳水　风化清化胜复同，邪气化度也。灾五宫。雨化五，寒化一，正化度也。

---

① 同正角：此 3 字原在下"其运雨风清"后，今据上文例移。
② 七：原作"八"，据《素问·六元正纪大论》改。
③ 其运雨风凉：原脱，据《素问·六元正纪大论》补。
④ 一：此下原有"同"字，据《素问·六元正纪大论》删。
⑤ 同正宫：此 3 字原在"其运雨风清"后，据上文例移。

其化上苦热，中甘和，下甘热，药食宜也。

金运太过不及病机药宜

岁金大过，燥气流行，肝木①受邪。民病两胁下、少腹痛，目赤痛眦疡，耳无所闻。肃杀而甚，则体重烦冤，胸痛引背，两胁满，且痛引少腹，上应太白星。甚则喘咳逆气，肩背痛，尻阴股膝髀腨胻足皆病，上应荧惑星。收气峻，生气下，草木敛，苍干凋陨。病反暴痛，胠胁不可反侧，咳逆甚而血溢，太冲绝者死不治，上应太白星。

岁金不及，炎火乃行，生气乃用，长气专胜，庶物以茂，燥烁以行，上应荧惑星。民病肩背瞀重，鼽嚏，血便注下，收气乃后，上应太白星。复则寒雨暴至，乃零冰雹霜雪杀物，阴厥且格，阳反上行，头脑户痛，延及脑顶发热，上应辰星。民病口疮，甚则心痛。

金郁之发，天洁地明，风②清气切，大凉乃举，草树浮烟，燥气以行，霜雾数起，杀气来至，草木苍干，金乃有声。故民病咳逆，心胁满引少腹，善暴痛，不可反侧，嗌干，面尘③色恶。山泽焦枯，土凝霜卤，怫乃发也。其气五。夜零白露，林莽声凄，怫之兆也。

庚午<small>同天符</small>　庚子<small>同天符④</small>　其运凉劲，其化雾露萧瑟，其变

---

① 木：原作"大"，据《素问·气交变大论》改。
② 风：原作"气"，据《素问·六元正纪大论》改。
③ 尘：原作"陈"，据《素问·六元正纪大论》改。
④ 同天符：原脱，据《素问·六元正纪大论》补。

肃杀凋零，其病下清。

上少阴火　中太商金运　下阳明金　热化七，清化九，燥化九，正化日也。其化上咸寒，中辛温，下酸温，药食宜也。

庚辰　庚戌　其运凉，其化雾露萧瑟，其变肃杀凋零，其病燥，背瞀胸满。

上太阳水　中太商金运　下太阴土　寒化一，清化九，雨化五，正化度也。其化上苦热，中辛温，下甘热，药食宜也。

庚寅　庚申　同正商。其运凉，其化雾露清切，其变肃杀凋零，其病肩背胸中。

上少阳相①火　中太商金运　下厥阴木　火化七，清化九，风化三，正化度也。其化上咸寒，中辛温，下辛凉，药食宜也。

乙丑　乙未　其运凉热寒②。

上太阴土　中少商金运　下太阳水　热化寒化胜复同，邪气化日也。灾七宫。湿化五，清化四，寒化六，正化日也。其化上苦热，中酸和，下甘热，药食宜也。

乙亥　乙巳　同正角。其运凉热寒。

上厥阴木　中少商金运　下少阳相③火　热化寒化胜

---

①　相：原脱，据《素问·六元正纪大论》补。
②　热寒：原作"寒热"，据《素问·六元正纪大论》乙正。
③　相：原脱，据《素问·六元正纪大论》补。

复同，邪气化日也。灾七宫。风化八，清化四，火化二，正化度也。其化上辛凉，中酸和，下咸寒，药食宜也。

乙酉_{太一天符} 乙卯_{天符} _{同正商。其运凉热寒。}

上阳明金 中少商金运 下少阴火 热化寒化胜复同。邪气化度也。灾七宫。燥化四，清化四，热化二，正化度也。其化上苦小温，中苦和，下咸寒，药食宜也。

水运太过不及病机药宜

岁水大过，寒气流行，邪害心火，民病身热烦心，躁①悸阴厥，上下中寒，谵妄心痛，寒气早至，上应辰星。甚则腹大胫肿，喘咳，寝汗出，憎风，大雨至，埃雾朦郁，上应镇星。上临太阳，雨冰②雪霜不时降，湿气变物，病反腹③满肠鸣，溏泄食不化，渴而妄冒，神门绝者死不治，上应荧惑、辰星。

岁水不及，湿乃大行，长气反用，其化乃速，暑雨数至，上应镇星。民病腹满身重，濡泄寒疡流水，腰股痛发，腘腨股膝不便，烦冤，足痿清厥，脚下痛，甚则跗肿。藏气不政，肾气不衡，上应辰星。上临太阴，则大寒数举，蛰虫早藏，地积坚冰，阳光不治，民病寒疾于下，甚则腹满浮肿，上应镇星。复则大风暴发，草偃木零，生

---

① 躁：原作"燥"，据《素问·气交变大论》改。
② 冰：原作"水"，据《素问·气交变大论》改。凡"冰"作"水"者，均同改。
③ 腹：原作"肠"，据《素问·气交变大论》改。

长不鲜，面色时变，筋骨并辟，肉瞤瘛，目视䀮䀮，物疏
璺①，肌肉胗发，气并膈中，痛于心腹，黄气乃损，上应
岁星。

水郁之发，阳气乃辟，阴气暴举，大寒乃至，川泽严
凝，寒氛结为霜雪，甚则黄黑昏翳，流行气交，乃为霜
杀，水乃见祥。故民病寒客心痛，腰脽痛，大关节不利，
屈伸不便，善厥逆，痞坚腹满。阳光不治，空积沉阴，白
埃昏暝，而乃发也，其气二火前后。太虚深玄，气犹麻
散，微见而隐，色黑微黄，怫之先兆也。

丙寅　丙申　其运寒②，其化凝惨栗冽，其变冰雪霜雹，其病
寒浮肿。

上少阳相③火　中太羽水运　下厥阴木　火化二，寒
化六，风化三，所谓正化日也。其化上咸寒，中咸温，下
辛温，药食宜也。

丙子岁会　丙午　其运寒，其化凝惨栗冽，其变冰雪霜雹，
其病寒下。

上少阴火　中太羽水运　下阳明金　热化二，寒化
六，清化四，正化度也。其化上咸寒，中咸热，下酸温，
药食宜也。

---

① 疏璺（wèn 问）：原脱"璺"字，据《素问·气交变大论》补。疏
璺，言分开破裂也。疏，分开；璺，裂纹。

② 寒：此下原有"肃"字，《素问·六元正纪大论》同。然新校正云：
"详此运不当言寒肃。"下文丙子、丙午及丙戌、丙辰亦均言"其运寒"，未
言"肃"，故删。

③ 相：原脱，据《素问·六元正纪大论》补。

丙戌天符　丙辰天符　其运寒，其化凝惨栗冽，其变冰雪霜雹，其病大寒留于溪谷。

上太阳水　中太羽水运　下太阴土　寒化六，雨化五，正化度也。其化上苦热，中咸温，下甘热，药食宜也。

辛未同岁会　辛丑同岁会　同正宫。其运寒雨风。

上太阴土　中少羽水运　下太阳水　雨化风化胜复同，所谓邪气化日也。灾一宫。雨化五，寒化一，正化日也。其化上苦热，中苦和，下苦热，药食宜也。

辛巳　辛亥①　其运寒雨风。

上厥阴木　中少羽水运　下少阳相②火　雨化风化胜复同，邪气化度也。灾一宫。风化三，寒化一，火化七，正化度也。其化上辛凉，中苦和，下咸寒，药食宜也。

辛卯　辛酉　同③少宫。其运寒雨风。

上阳明金　中少羽水运　下少阴火　雨化风化胜复同，邪气化度也。灾一宫。清化九，寒化一，热化七，正化度也。其化上苦小温，中苦和，下咸寒，药食宜也。

---

① 辛巳辛亥：辛巳、辛亥下均原衍"同岁会"3字，据《素问·六元正纪大论》删。

② 相：原脱，据《素问·六元正纪大论》补。

③ 同：此前原衍"辛卯"2字，据《素问·六元正纪大论》删。又，此字原在下"少宫"后，亦据《素问·六元正纪大论》移"少宫"前。

厥阴司天在泉主客胜复病机补泻定局①

厥阴司天，风气下临，脾气上从，而土且隆，黄起，水乃眚。土用革，体重，肌肉萎②，食减口爽。风行太虚，云物摇动，目转耳鸣。火纵其暴，地乃暑，大热消铄，赤沃下，蛰虫数见，流水不冰，其发机速。

司天，风淫所胜，则太虚埃昏，云物以扰，寒生春气，流水不冰。民病胃脘当心而痛，上支两胁，咽膈不通，饮食不下，舌本强，食则呕，冷泄腹胀，溏泄瘕水闭。蛰虫不去③。病本于脾。

在泉，风淫所胜，则地气不明，平野昧，草乃早秀。民病洒洒振寒，善伸④数欠，心痛支满，两胁里急，饮食不下，膈咽不通，食则呕，腹胀善噫，得后与气则快然如衰，身体皆重。

厥阴之胜，耳鸣头眩⑤，愦愦欲吐，胃膈如寒，大风数举，倮虫不滋，胠胁气并，化而为热，小便黄赤，胃脘当心而痛，上支⑥两胁，肠鸣飧泄，小腹痛，注下赤白，

---

① 厥阴司天……定局：原作"六气厥阴风木"，据原目录补改。又，此上原有"六气"，已在前"运气病机"标题中包含，不应重出，故据删。后"少阴君火""少阳相火""太阴湿土""阳明燥金""太阳寒水"均同改。

② 萎：原作"瘘"，据《素问·五常政大论》改。

③ 去：原作"出"，据《素问·至真要大论》改。

④ 伸：原作"呻"，据《素问·至真要大论》改。

⑤ 眩：原作"痃"，据《素问·至真要大论》改。

⑥ 支：原作"肢"，据《素问·至真要大论》改。凡"支"作"肢"者，均同改。

甚则呕吐，膈咽不通。

厥阴之复，少腹坚满，里急暴痛，偃木飞沙，倮虫不荣，厥心痛，汗发呕吐，饮食不入，入而复出，筋骨掉眩清厥，甚则入脾，食痹而吐。冲阳绝，死不治。

厥阴司天，主胜胸胁痛，舌难以言。客胜则耳鸣掉眩，甚则咳。

厥阴在泉，主胜则筋骨繇并，腰腹时痛。客胜则大关节不利，内为痉强拘瘛①，外为不便。

厥阴司天，风淫所胜，平以辛凉，佐以苦甘，以甘缓之，以酸泻之。

厥阴②在泉，风淫于内，治以辛凉，佐以苦，以甘缓之，以辛散之。

厥阴之胜，治以甘清，佐以苦辛，以酸泻之。

厥阴之复，治以酸寒，佐以甘辛，以酸泻之，以甘缓之。

厥阴之主，其泻以酸，其补以辛。

厥阴之客，以辛补之，以酸泻之，以甘缓之。

化于天，清反胜之，治以酸温，佐以苦甘。

司于地，清反胜之，治以酸温，佐以苦甘，以辛平之。

---

① 瘛：原作"恝"，据《素问·至真要大论》改。
② 厥阴：原缺，据文义补之。下凡"少阴君火""少阳相火""太阴湿土""阳明燥金""太阳寒水"均同此例补之。

少阴司天在泉主客胜复病机补泻定局

少阴司天，热气下临，肺气上从，白起金用，草木眚。喘呕寒热，嚏鼽衄鼻塞，大暑流行，甚则疮疡燔灼，金烁石流。地乃燥清①，凄沧数至，胁痛，善太息，肃杀行，草木变。

司天，热淫所胜，怫热至，火行其政。民病胸中烦热，嗌干，右胠满，皮肤痛，寒热咳喘，大雨且至，唾血血泄，鼽衄嚏呕，溺色变。甚则疮疡胕肿，肩背臂臑及缺盆中痛，心痛肺䐜，腹大满，膨膨而喘咳，病本于肺。

在泉，热淫所胜，则焰浮川泽，阴处反明。民病腹中常鸣，气上冲胸，喘不能久立，寒热皮肤痛，目瞑齿痛频②肿，恶寒发热如疟，少腹中痛，腹大，蛰虫不藏。

少阴之胜，心下热，善饥，脐下反动③，气游三焦，炎暑至，木乃津，草乃萎，呕逆躁④烦，腹满痛，溏泄，传为赤沃⑤。

少阴之复，燠热内作，烦躁鼽嚏，少腹绞痛，火见燔

---

① 清：原脱，据《素问·五常政大论》补。

② 频（zhuō 拙）：原作"频"，据《素问·至真要大论》改。频，颧骨。《释骨》："目之下起骨曰频。"

③ 动：原作"痛"，据《素问·至真要大论》改。

④ 躁：原作"燥"，据《素问·至真要大论》改。下凡"躁"作"燥"者，均同改。

⑤ 赤沃：指血痢、尿血一类疾病。《类经·运气·六气相胜病治》云："赤沃者，利血尿赤也。"

烦，嗌燥，分注时止，气动于左，上行于右，咳，皮肤痛，暴喑心痛，郁冒不知人，乃洒淅恶寒，振栗谵妄，寒已而热，渴而欲饮，少气骨痿，膈肠不便，外为浮肿，哕噫①。赤气后化，流水不冰，热气大行，介虫不复②，病痱疹疮疡，痈疽痤痔，甚则入肺，咳而鼻渊。天府绝，死不治。

少阴司天，主胜则心热烦躁，甚则胁痛支满。客胜则鼽嚏，颈项强，肩背瞀热，头痛少气，发热，耳聋目瞑，甚则胕肿血溢，疮疡咳喘。

少阴在泉，主胜则厥气上行，心痛发热，隔中，众痹皆作，发于胠胁，魄汗不藏，四逆而起。客胜则腰痛，尻股膝髀腨胻足病，瞀热以酸，胕肿不能久立，溲便变。

少阴司天，热淫所胜，平以咸寒，佐以苦甘，以酸收之。

少阴在泉，热淫于内，治以咸寒，佐以甘苦，以酸收之，以苦发之。

少阴之胜，治以辛寒，佐以苦③咸，以甘泻之。

少阴之复，治以咸寒，佐以苦辛，以甘泻之④，以酸

---

① 噫：原作"嗌"，据《素问·至真要大论》改。

② 复：原作"福"，据《素问·至真要大论》改。

③ 苦：原作"甘"，据《素问·至真要大论》改。

④ 之：原脱，据《素问·至真要大论》补。下文"以酸收""辛苦发"后"之"字同补。

收之，辛①苦发之，以咸软之。

少阴之主，其泻以甘，其补以咸。

少阴之客，以咸补之，以甘泻之，以咸收之。

化于天，寒反胜之，治以甘温，佐以苦酸辛。

司于地，寒反胜之，治以甘热，佐以苦辛，以咸平之。

太阴司天在泉主客胜复病机补泻定局②

太阴司天，湿气下临，肾气上从，黑起水变。埃冒云雨，胸中不利，阴痿气大衰，而不起不用。当其时反腰脽痛，动转不便也，厥逆。地乃藏阴，大寒且至，蛰虫早附，心下痞痛，地裂冰坚，少腹痛，时害于食，乘金则止水增，味乃咸，行水减也。

太阴司天，湿淫所胜，则沉阴且③布，雨变枯槁。胕肿骨痛阴痹，阴痹者按之不得，腰脊头项痛，时眩④，大便难，阴气不用，饥不欲食，咳唾则有血，心如⑤悬，病本于肾。太溪绝，死不治。

太阴在泉，湿淫所胜，则埃昏岩谷，黄反见黑，至阴之交。民病饮积心痛，耳聋浑浑焞焞，嗌肿喉痹，阴病血

---

① 辛：原作"以"，据《素问·至真要大论》改。

② 太阴司天……定局：此节内容原在"少阳司天在泉主客胜复病机补泻定局"之后，今据原书目录移此，以合先三阴后三阳之序。

③ 且：原作"旦"，据《素问·至真要大论》改。

④ 眩：原作"疢"，据《素问·至真要大论》改。

⑤ 如：原脱，据《素问·至真要大论》补。

本草真诠

三四

见，少腹痛肿，不得小便，病冲头痛，目似脱，项似拔，腰似折，髀不可以回，腘如结，腨如别。

太阴之胜，火气内郁，疮疡于中，流散于外，病在胠胁，甚则心痛热格，头痛喉痹项强，独胜则湿气内郁，寒迫下焦，痛留顶，互引眉间，胃满。雨数至，燥化乃见，少腹满，腰脽重强，内不便，善注泄，足下温，头重，足胫胕肿，饮发于中，胕肿于上。

太阴之复，湿变乃举，体重中满，食饮不化，阴气上厥，胸中不便，饮发于中，咳喘有声。大雨时行，鳞见于陆，头顶痛重，而掉瘛尤①甚，呕而密默，唾吐清液，甚则入肾，窍泻无度。太溪绝，死不治。

太阴司天，主胜则胸腹满，食已而瞀。客胜则首面胕肿，呼吸气喘。

大阴在泉，主胜则寒气逆满，食饮不下，甚则为疝。客胜则足痿下重，便溺②不时，湿客下焦，发而濡泻，及为肿隐曲之疾。

太阴司天，湿淫所胜，平以苦热，佐以酸辛，以苦燥之③，以淡泄之，上④甚而热，治以苦温，佐以甘辛，以汗为故。

太阴在泉，湿淫于内，治以苦热，佐以酸淡，以苦燥

---

① 尤：原作"甚"，乃与下"甚"字误重，据《素问·至真要大论》改。
② 溺：《素问·至真要大论》作"溲"，义同。
③ 之：原脱，据《素问·至真要大论》补。下"以淡泄"后同补。
④ 上：此前《素问·至真要大论》有"湿"字。

之，以淡泄之。

太阴之胜，治以咸热，佐以辛甘，以苦泻之。

太阴之复，治以苦热，佐以酸辛，以苦泻之、燥之、泄之。

太阴之主，其泻以苦，其补以甘。

太阴之客，以甘补之，以苦泻之，以甘缓之。

化于天，热反胜之，治以苦寒，佐以苦酸。

司于地，热反胜之，治以苦冷，佐以咸甘，以苦平之。

少阳司天在泉主客胜复病机补泻定局

少阳司天，火气下临，肺气上从，白起金用，草①木眚。火见燔炳，革金且耗，大暑以行，咳嚏衄鼽鼻窒，疮疡②寒热胕肿。风行于地，尘沙飞扬，心痛胃脘痛，厥逆膈不通，其主暴速。

少阳司天，火淫所胜，则温气流行，金政不平。民病头痛，发热恶寒而疟，热上皮肤痛，色变黄赤，传而为水，身面胕肿，腹满仰息，泄注赤白，疮疡，咳唾血，烦心胸中热，甚则衄鼽，病本于肺。天府绝，死不治。

少阳在泉，火淫所胜，则焰明郊野，寒热更至。民病

---

① 草：原作"革"，据《素问·五常政大论》改。

② 疮疡：原作"日疡"，《素问·五常政大论》同。然新校正云："今经只言日疡，疑经脱一疮字。"《素问吴注》《类经》均改作"疮疡"，按《素问·六元正纪大论》少阳司天之政，民病有"外发疮疡"句，则作"疮疡"为是，故据改。

注泄赤白，小腹痛，溺赤，甚则血便。少阴同候。

少阳之胜，热客于胃，烦心心痛，目赤欲呕，呕酸善饥，耳痛溺赤，善惊谵妄。暴热消烁，草萎水涸，介虫乃屈，少腹痛，下沃赤白。

少阳之复，大热将至，枯燥燔爇，介虫乃耗，惊瘛咳衄，心热烦躁，便数憎风，厥气上行，面如浮埃，目乃瞤瘛，火气内发，上为口糜呕逆，血溢血泄，发而为疟，恶寒鼓栗，寒极反热，嗌络焦槁，渴引水浆，色变黄赤，少气脉萎，化而为水，传为胕肿，甚则入肺，咳而血泄。尺泽绝，死不治。

少阳司天，主胜则胸满咳仰息，甚而有血，手热。客胜则丹疹外发，及为丹熛疮疡，呕逆喉痹，头痛嗌肿，耳聋血溢，内为瘛疭。

少阳在泉，主胜则热反上行而客于心，心痛发热，格中而呕。客胜则腰腹痛而反恶寒，甚则下白溺白也。

少阳司天，火淫所胜，平以咸冷，佐以苦甘，以酸收之，以苦发之，以酸复之。热淫同。

少阳在泉，火淫于内，治以咸冷，佐以苦辛，以酸收之，以苦发之。

少阳之胜，治以辛寒，佐以甘咸，以甘泻之。

少阳之复，治以咸冷，佐以苦辛，以咸软之①，以酸

---

① 之：原脱，据《素问·至真要大论》补。下文"以酸收"后同补。

收之，辛苦发之。发不远热，无犯温凉。少阴同法。

少阳之主，其泻以甘，其补以咸。

少阳之客，以咸补之，以甘泻之，以咸软之。

化于天，寒反胜之，治以甘热，佐以苦辛。

司于地，寒反胜之，治以甘热，佐以苦辛，以咸平之。

阳明司天在泉主客胜复病机补泻定局

阳明司天，燥气下临，肝气上从，苍起木用而立，土乃眚。凄沧数至，木伐①草萎，胁痛目赤，掉振鼓栗，筋痿不能久立。暴热至，土乃暑，阳气郁发，小便变，寒热如疟，甚则心痛，火行木槁，流水不冰，蛰虫乃见。

阳明司天，燥淫所胜，则木乃晚荣，草乃晚生，筋骨内变。民病左胠胁痛，寒清于中，感而疟，大凉革候，咳，腹中鸣，注泄鹜溏。名木敛，生菀于下，草焦上首。心胁暴痛，不可反侧，嗌干面尘，腰痛，丈夫癞疝，妇人少腹痛，目昧②眦疡，疮痤痈，蛰虫来见，病本于肝。太冲绝，死③不治。

阳明在泉，燥淫所胜，则霿④雾清暝。民病喜呕，呕有苦，善太息，心胁痛不能反侧，甚则嗌干面尘，身无膏

① 伐：原作"代"，据《素问·五常政大论》改。
② 昧：原作"昧"，据《素问·至真要大论》改。"昧"，目不明。《左传·僖公二十四年》："目不别五色之章为昧。"
③ 死：原脱，据《素问·至真要大论》补。
④ 霿：原作"霜"，据《素问·至真要大论》改。

泽，足外反热。

阳明之胜，清发于中，左胠胁痛，溏泄，内为嗌塞，外发癫疝，大凉肃杀，华英改容，毛虫乃殃，胸中不便，嗌塞而咳。

阳明之复，清气大举，森木苍干，毛虫乃厉。病生胠胁，气归于左，善太息，甚则心痛否满，腹胀而泄，呕苦咳哕，烦心，病在膈中，头痛，甚则入肝，惊骇筋挛。太冲绝，死不治。

阳明司天，清复内余，则咳衄嗌塞，心膈中热，咳而不止，而^①白血出者死。

阳明在泉，主胜则腰重腹痛，少腹生寒，下为鹜溏，则寒厥于肠，上冲胸中，甚则喘不能久立。客胜则清气动下，少腹坚满而数便泻。

阳明司天，燥淫所胜，平以苦温，佐以酸辛，以苦下之。

阳明在泉，燥淫于内，治以苦温，佐以甘辛，以苦下之。

阳明之胜，治以酸温，佐以辛甘，以苦泄之。

阳明之复，治以辛温，佐以苦甘，以苦泄之、下之，以酸补之。

阳明之主，其泻以辛，其补以酸。

阳明之客，以酸补之，以辛泻之，以苦泄之。

---

① 而：疑为"面"之误。

化于天，热反胜之，治以辛寒，佐以苦甘。

司于地，热反胜之，治以平寒，佐以苦甘，以酸平之，以和为利。

太阳司天在泉主客胜复病机补泻定局

太阳司天，寒气下临，心气上从，而火且明，丹起金乃眚。寒清时举，胜则水冰，火气高明，心热烦，嗌干善渴，胨嚏，喜悲数欠。热气妄行，寒乃复，霜不时降，善忘，甚则心痛。土乃润，水丰衍，寒客至，沉①阴化，湿气变物，水饮内稽②，中满不食，皮㿀肉苛，筋脉不利，甚则胕肿，身后痈。

太阳司天，寒淫所胜，则寒气反至，水且冰，血变于中，发为痈疡，民病厥心痛，呕血血泄，鼽衄，善悲，时眩仆。运火炎烈，雨暴乃雹。胸腹满，手热肘挛掖③肿，心澹澹大动，胸胁胃脘不安，面赤目黄，善噫嗌干，甚则色炲④，渴而欲饮，病本于心。神门绝，死不治⑤。

太阳在泉，寒淫所胜，则凝肃惨栗。民病少腹控睾引腰脊，上冲心痛，血见，嗌痛颔肿。

太阳之胜，凝栗且至，非时水冰，羽乃后化，痔疟发，寒厥入胃，则内生心痛，阴中乃疡，隐曲不利，互引

---

① 沉：原缺，据《素问·五常政大论》补。
② 稽：原缺，据《素问·五常政大论》补。稽，同"蓄"，蓄积也。
③ 掖：通"腋"。《史记·吕太后本纪》："高后遂病掖伤。"
④ 炲（tái 台）：煤烟尘凝聚之黑灰，引申为黑色。
⑤ 神门绝死不治：此6字原无，据《素问·至真要大论》补。

阴股，筋肉拘苛，血脉凝泣，络满色变，或为血泄，皮肤否肿，腹满食减，热反上行，头项囟①顶脑户中痛，目如脱，寒入下焦，传为濡泻。

太阳之复，厥气②上行，水凝雨冰，羽虫乃死，心胃生寒，胸中不利，心痛痞满，头痛善悲③，时眩仆，食减，腰脽反痛，屈伸不便。地裂冰坚，阳光不治。少腹控睾引腰脊，上冲心，唾出清水，及为哕噫，甚则入心，善忘善悲。神门绝，死不治。

太阳司天，主胜则喉嗌中鸣。客胜则胸中不利，出清涕，感寒则咳。

太阳在泉，寒复内余，则腰尻痛，屈伸不利，股胫足膝中痛。

太阳司天，寒淫所胜，平以辛热，佐以苦甘④，以咸泻之。

太阳在泉，寒淫于内，治以甘热，佐以苦辛，以咸泻之⑤，以辛润之，以苦坚之。

太阳之胜，治以甘热，佐以辛酸，以咸泻之。

太阳之复，治以咸热，佐以甘辛，以苦坚之。

① 囟：原作"胸"，据《素问·至真要大论》改。
② 气：原作"阴"，据《素问·至真要大论》改。
③ 悲：原作"非"，据《素问·至真要大论》改。
④ 苦甘：《素问·至真要大论》作"甘苦"。
⑤ 之：原无，据《素问·至真要大论》补。下"以辛润""以苦坚"后同补。

太阳之主，其泻以咸，其补以苦。

太阳之客，以苦补之，以咸泻之，以苦坚之，以辛润之。

化于天，热反胜之，治以咸冷，佐以苦辛。

司于地，热反胜之，治以咸冷，佐以甘辛，以苦平之。

二　集

手太阴肺经

手太阴肺中焦生，下络大肠出贲门，

上膈属肺从肺系，横出腋下臑中行，

肘臂寸口上鱼际，大指内侧爪甲根。

支络还从腕后出，上接次指阳明经。

此经多气而少血，是动则病喘与咳，

肺胀膨膨缺盆痛，两手交瞀为臂厥。

所生病者为气咳，喘喝烦心胸满结，

臑臂之内①前廉痛，小便频数掌中热。

气虚肩背痛而寒，气盛亦痛风汗出，

欠伸少气不足息，遗矢无度溺变别。

---

① 内：原作"外"，据《灵枢·经脉》文义改。

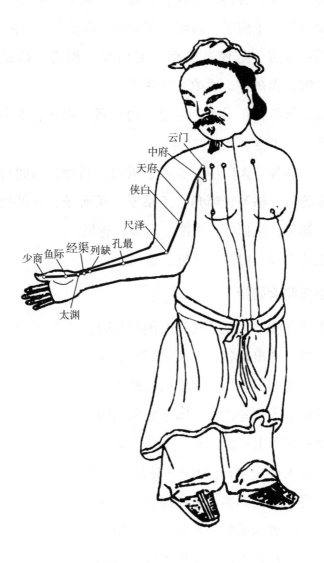

云门
中府
天府
侠白
尺泽
孔最
经渠 列缺
少商 鱼际
太渊

手太阴肺经补泻温凉报使引经药性

补：人参、黄芪、山药、五味子、紫菀、酸枣仁、阿胶、麦门冬、车前子、白胶、百部根、瓜蒌仁、白茯苓。

泻：葶苈、防风、槟榔、桑白皮、枳壳、蛤蚧、通草、泽泻、赤茯苓、琥珀、冬葵子。

温：款冬花、干姜、生姜、白豆蔻、肉桂、木香、杏仁、苏子、半夏、橘红。

凉：沙参、天门冬、玄参、贝母、桔梗、马兜铃、香薷、瓜蒌仁、枯芩、犀角、王瓜子、莱菔子、百部根、山栀子、知母、枇杷叶、人溺、石膏、青黛。

报使引经：白芷、升麻、葱白。

手阳明大肠经

阳明之脉手大肠，次指内侧起商阳，

循指上廉出合谷，上循两筋臂上廉，

入肘外廉上臑外，肩端前廉柱骨旁，

从肩下入缺盆内，络肺下膈属大肠。

支从缺盆上入颈，斜贯颊前下齿当，

环出人中交左右，上侠①鼻孔注迎香。

此经血盛气亦盛，是动颈肿并齿痛。

所生病者为鼻衄，目黄口干喉痹生，

大指次指难为用，肩臑外侧痛相仍。

---

① 侠：通"夹"，《汉书·叔孙通传》："殿下郎中侠陛。"

有余所过热而肿，虚则寒栗从此成。

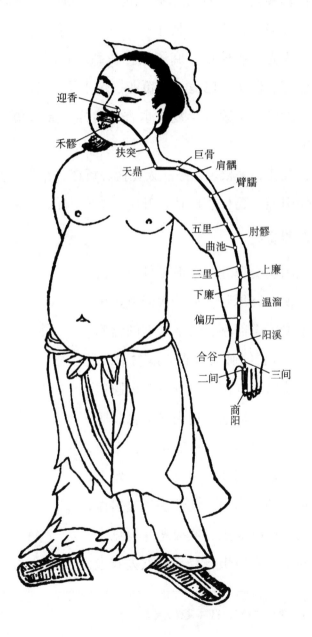

迎香
禾髎
扶突
天鼎
巨骨
肩髃
臂臑
五里
曲池
肘髎
三里
上廉
下廉
温溜
偏历
阳溪
合谷
二间
三间
商阳

手阳明大肠经补泻温凉报使引经药性

补：罂粟壳、牡蛎、木香、肉豆蔻、莲子、棕榈子、诃梨勒、五倍子、榛子、龙骨。

泻：枳壳、桃核仁、麻子仁、芒硝、石斛、大黄、续随子、槟榔、榧实、巴豆、旋覆花、牵牛子、葱白。

温：人参、干姜、半夏、木香、肉桂、吴茱萸、桃花石、石蜜。

凉：槐花、茅根、条芩、天花粉、黄连、玄参、沙糖。

报使引经：葛根、白芷、升麻俱行上、石膏行下。

足阳明胃经

胃足阳明交鼻起，下循鼻外下入齿，
还出侠口绕承浆，颐后大迎颊车里，
耳前发际至额颅，支下人迎缺盆底，
下膈①入胃络脾宫，直入缺盆下入乳，
廉下侠脐入气街，一支从胃循腹里，
下行直入气冲逢，遂由髀关抵膝膑，
胫跗中指内间同，一支下膝注三里，
别出中指外间通，一支别走足跗上，
大指之端经尽矣。此经多气复多血，
是动欠伸颜面黑，凄凄恶寒畏见人，
忽闻木声心震慑，登高而歌去衣走，

---

① 膈：原作"隔"，据《灵枢·经脉》改。

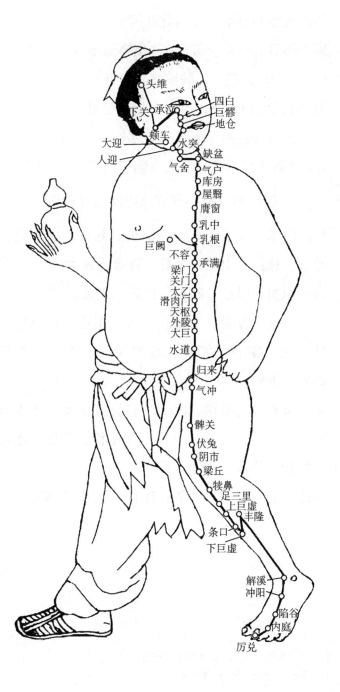

头维
四白
巨髎
下关
承泣
地仓
大迎
颊车
水突
人迎
缺盆
气舍
气户
库房
屋翳
膺窗
乳中
巨阙
乳根
不容
承满
梁门
关门
乙门
太肉门
滑天枢
陵巨
外大
水道
归来
气冲
髀关
伏兔
阴市
梁丘
犊鼻
足三里
上巨虚
丰隆
条口
下巨虚
解溪
冲阳
陷谷
内庭
厉兑

甚则腹胀乃贲响，凡诸此疾皆骭厥。

所生病者为狂疟，温淫①汗出鼻流血，

口㖞唇疹②又喉痹，膝膑疼痛腹胀结，

循③膺伏兔胻外廉，足跗中指俱痛彻。

有余消谷溺色黄，不足身前寒振栗，

胃房④胀满食不消，气盛身前皆有热。

足阳明胃经补泻温凉报使引经药性

补：白米、莲子、芡实、山楂、陈皮、白扁豆、大麦芽、滑石、黄芪、山药、半夏、百合、苍术。

泻：枳实、巴豆、硝石、芒硝、大黄。

温：良姜、香附、生姜、木香、川芎、肉豆蔻、白豆蔻、草豆蔻、藿香、厚朴、益智子、丁香、吴茱萸、辛荑、胡椒、香薷。

凉：玉屑、玄明粉、滑石、石膏、白术、寒水石、石斛、茅根、黄连、黄芩、干葛、天花粉、升麻、连翘、山栀子、松脂、竹茹、韭汁、紫参。

报使引经：葛根、白芷、升麻俱行上、石膏行下。

---

① 淫：原作"湿"，据《灵枢·经脉》改。
② 疹：原作"裂"，据《灵枢·经脉》改。
③ 循：原作"气"，据《灵枢·经脉》改。
④ 房：《灵枢·经脉》作"中"。

足太阴脾经

周荣
胸乡
天溪
食窦
腹哀
大包
大横
腹结
府舍
冲门
箕门
血海
阴陵泉
地机
漏谷
三阴交
商丘
太白
大都
隐白
公孙

太阴脾起足大指①，上循内侧白肉际，

核骨之后内踝前，上腨循胻胫膝里，

股内前廉入腹中，属脾络胃与膈通，

侠喉连舌散舌下，支络从胃注心宫。

此经气盛而血衰，是动其病气所为，

食入即吐胃脘痛，更兼身体痛难移，

腹痛善噫舌本强，得后与气快然衰。

所生病者舌亦痛，体重不食亦如之，

烦心心下仍痛急，泄水溏瘕寒疟随，

不卧强立股膝肿，疸发身黄大指痿。

足太阴脾经补泻温凉报使引经药性

补：人参、白术、黄芪、莲子、芡实、山楂、陈皮、白扁豆、大麦芽、滑石、甘草、山药、白芍药、干葛、苍术、半夏、大腹皮、白茯苓、升麻、柴胡、枳实。

泻：赤芍药、枳壳、巴豆、葶苈、桑白皮、青皮。

温：干姜、生姜、木香、肉豆蔻、砂仁、川芎、益智子、吴茱萸、丁香、藿香②、胡椒、附子、良姜、红豆、官桂。

凉：黄连、滑石、甘草、升麻、连翘、山栀子、白

① 指：古通"趾"，足趾也。《素问·厥论》："寒厥之为寒也，必从五指而上于膝者何也？"

② 香：原作"豆"，据此前"足阳明胃经补泻温凉报使引经药性·温性"改。

芍药。

报使引经：升麻、芍药酒浸。

手少阴心经

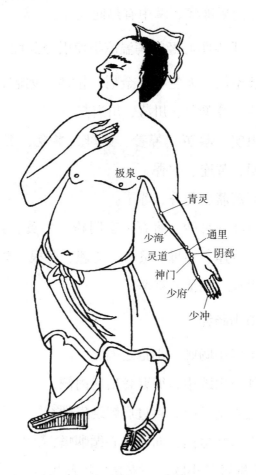

极泉

青灵

通里

少海

阴郄

灵道

神门

少府

少冲

手少阴脉心中起，下膈直与小肠通，

支者还从心系走，上侠咽喉系目瞳，

直者上肺出腋下，臑后肘内少海从，

臂内后廉抵掌中，锐骨①之端注少冲。

多气少血属此经，是动心脾痛难忍，

渴欲饮水咽燥干，所生胁痛目如金，

肘臂之内后廉痛，掌中有热向经寻。

手少阴心经补泻温凉报使引经药性

补：酸枣仁、天竺黄、金屑、银屑、远志、山药、麦门冬、红花、羚羊角、川芎、川当归。

泻：枳实、葶苈、苦参、贝母、半夏、杏仁、郁金、玄胡、前胡、黄连、木香。

温：石菖蒲、藿香、苏子。

凉：竹叶、丹砂、矾石、玄明粉、牛黄、真珠、麦门冬、郁金、黄连、知母、贝母、连翘、芦根、柴胡。

报使引经：独活、细辛。

手太阳小肠经

手太阳经小肠脉，小指之端起少泽，

循手外廉出踝中，循臂骨出肘内侧，

上循臑外出后廉，直过肩解绕肩胛②，

交肩下入缺盆内，向腋络心循咽嗌，

下膈③抵胃属小肠，一支缺盆贯颈颊，

---

① 锐骨：原作"兑骨"，据《灵枢·经脉》改。
② 胛：原作"甲"，据《灵枢·经脉》改。
③ 膈：原作"隔"，据《灵枢·经脉》改。

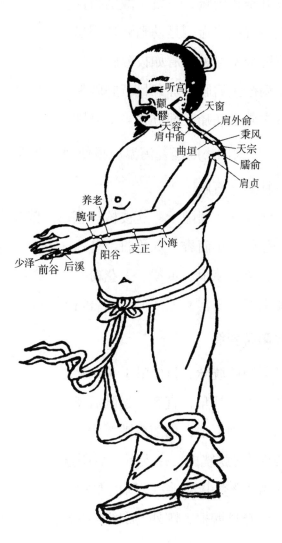

听宫
颧髎
天窗
天容
肩外俞
肩中俞
秉风
曲垣
天宗
臑俞
肩贞
养老
腕骨
小海
支正
阳谷
少泽
前谷
后溪

至目锐眦却入耳，复从耳前仍上颊，

抵鼻升至目内眦，斜络于颧别络接。

此经少气还多血，是动则病痛咽嗌，

颔下肿兮不可顾，肩如拔兮臑似折。

所生病兮主肩臑，耳聋目黄肿腮颊，

肘臂之外后廉痛，部分犹当细分别。

手太阳小肠经补泻温凉报使引经药性

补：牡蛎、石斛。

泻：海金沙、续随子、荔枝核、葱白、紫苏。

温：巴戟、小茴香、八角茴、乌药。

凉：通草、茅根、黄芩、天花粉。

报使引经：藁本、羌活_{俱行上}、黄柏_{行下}。

足太阳膀胱经

足经太阳膀胱脉，目内眦上头①额尖，

支者巅上至耳角，直者从巅脑后悬，

络脑还出别下项，仍随肩膊侠脊边，

抵腰脊②肾膀胱内，一支下与后阴连，

贯臀斜入③委中穴。一支膊内左右别，

贯胛侠脊过髀枢，髀外④后廉腘中合，

---

① 头：原作"颣"，据《灵枢·经脉》改。

② 脊：原作"臀"，据《灵枢·经脉》改。

③ 入：原作"与"，乃涉上文致误，据《灵枢·经脉》改。

④ 髀外：原作"臂内"，据《灵枢·经脉》改。

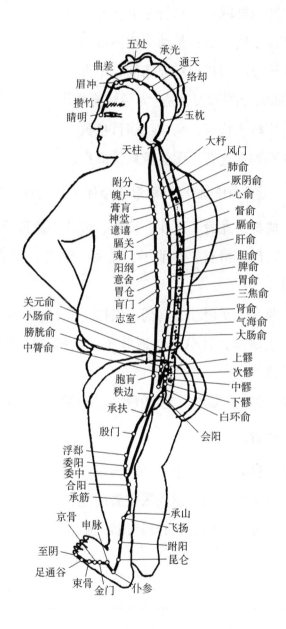

五处　　　承光
曲差　　　　通天
眉冲　　　　络却
攒竹
睛明　　　　玉枕
　　　　大杼　风门
天柱　　　　肺俞
　　　　　　厥阴俞
附分　　　　心俞
魄户　　　　督俞
膏肓　　　　膈俞
神堂　　　　肝俞
譩譆　　　　胆俞
膈关　　　　脾俞
魂门　　　　胃俞
阳纲　　　　三焦俞
意舍　　　　肾俞
胃仓　　　　气海俞
肓门　　　　大肠俞
志室
关元俞
小肠俞　　　上髎
膀胱俞　　　次髎
中膂俞　　　中髎
　　　　　　下髎
胞肓　　　　白环俞
秩边
承扶　　　　会阳
殷门
浮郄
委阳
委中
合阳
承筋　　　　承山
京骨　　　　飞扬
申脉
至阴　　　　跗阳
足通谷　　　昆仑
束骨
　　金门　仆参

下贯腨内外踝后，京骨之下指外侧。

是经血多气少也，是动头疼不可当，

项如拔兮腰似折，髀强痛彻脊中央，

腘^①如结兮踹如裂，是^②为踝厥筋乃伤。

所生疟痔小指废，头囟项痛目色黄，

腰尻腘脚疼连背，泪流鼻衄及颠狂。

足太阳膀胱经补泻温凉报使引经药性

补：橘核、龙骨、菖蒲、续断、黄芩、益智子。

泻：芒硝、滑石、车前子、泽泻、瞿麦、萱草根、猪
苓、木通。

温：茴香、荜澄茄、乌药、肉桂、沉香、山茱萸。

凉：生地黄、甘草梢、地肤子、黄柏、防风、防己、
防葵、石膏。

报使引经^③：藁本、羌活_{俱行上}、黄柏_{行下}。

足少阴肾经

足经肾脉属少阴，小指斜透涌泉心，

然骨之下内踝后，别入跟中腨内侵，

出腘内廉上股内，贯脊属肾膀胱临。

---

① 腘：原作"咽"，据《灵枢·经脉》改。

② 是：原作"足"，据《灵枢·经脉》改。

③ 经：此下原衍"药"字，据上下诸经体例改。

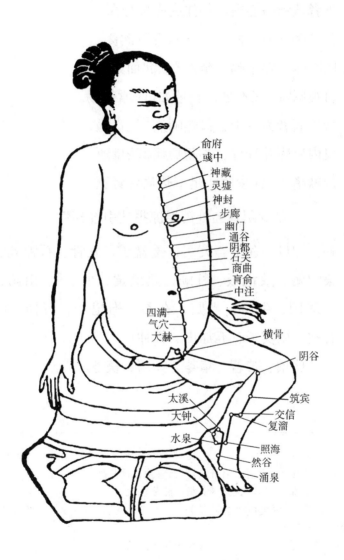

俞府
彧中
神藏
灵墟
神封
步廊
幽门
通谷
阴都
石关
商曲
肓俞
中注
四满
气穴
大赫
横骨
阴谷
筑宾
太溪
大钟
交信
复溜
水泉
照海
然谷
涌泉

直者从①肾贯肝膈，入肺循喉舌本寻。

支者从肺络心内，仍注胸中部分深。

此经多气而少血，是动病饥不欲食，

咳嗽唾血喉中鸣，坐而②欲起面如漆，

目视晄晄③气不足，心悬如饥④常惕惕。

所生病者为舌干，口热咽痛⑤气贲遏，

股内后廉并脊疼，心肠烦痛疸如溏⑥，

痿厥嗜卧⑦体怠堕，足下热痛皆肾厥。

足少阴肾经补泻温凉报使引经药性

补：知母、莲子、芡实、覆盆子、龙骨、石钟乳、虎骨、桑螵蛸、败龟板、牡蛎、熟地黄、小草⑧、山药、五味子、琐阳、牛膝、当归、玄参、枸杞子、石楠、山茱萸、合欢、楮实子、五加皮、杜仲。

泻：琥珀、苦茗、猪苓、泽泻、茯苓。

---

① 从：原作"属"，考上已有"属肾"之文，不当重出。《灵枢·经脉》云："其直者，从肾上贯肝膈。"义甚明，故从改。

② 而：原作"如"，据《灵枢·经脉》改。

③ 晄晄（huānghuāng 荒荒）：原作"荒荒"，据《灵枢·经脉》改。晄晄者，目不明也。

④ 饥：原作"肌"，据《灵枢·经脉》改。

⑤ 痛：《灵枢·经脉》作"肿"。

⑥ 心肠烦痛疸如溏：据《灵枢·经脉》，足少阴脉"烦心心痛，黄疸，肠溏"，此句似当作"心中烦痛疸而溏"。

⑦ 卧：原作"味"，据《灵枢·经脉》改。

⑧ 小草：远志之异名。

温：菟丝子、破故纸①、干姜、附子、柏实、胡芦巴、补骨脂、乌药、肉桂、南藤、沉香。

凉：黄柏、知母、竹沥、玄参、丹皮、地骨皮。

报使引经：独活、肉桂。

手厥阴心包络经

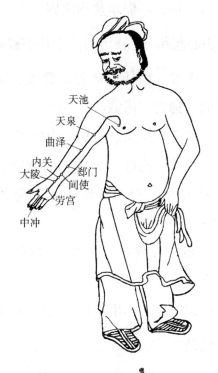

手厥阴心主起胸，属包下膈三焦宫。

支者循胸出胁下，胁下连腋三寸同，

仍上抵腋循臑内，太阴少阴两经间，

---

① 破故纸：为"补骨脂"之异名，本节后文已有"补骨脂"，不当重出，必为杨氏书误。

循入肘中下臂行，两筋入掌透中冲。

一支别从掌中出，小指次指络相通。

是经少气原多血，是动则病手心热，

肘臂挛急腋下肿，甚则胸胁支满结，

心中憺憺或大动，善笑目黄面赤色。

所生病者为心烦，心痛掌热病之则。

手厥阴心包络①经补泻温凉报使引经药性

补：黄芪、人参、肉桂、苁蓉、鹿血、胡芦巴、菟丝子、沉香、故纸、狗肉、诸酒。

泻：大黄、芒硝、枳壳、黄柏、山栀子、乌药。

温：附子、干姜、肉桂、沉香、腽肭脐、川芎、益智子、肉豆蔻、补骨脂、狗肉、硫黄、乌药、钟乳、柏子仁、茴香、烧酒。

凉：黄柏、知母、黄连、黄芩、山栀、柴胡、石膏、滑石、腊雪、玄明粉、寒水石。

报使引经：柴胡行上、川芎行上、青皮行下。

手少阳三焦经

手经少阳三焦脉，起自小指次指端，

两指岐②骨手腕表，上出臂外两骨间，

肘后臑外循肩上，反出足经之少阳，

---

① 心包络：原作"命门"，据原目录改。
② 岐：通"歧"。《释名·释道》："物两为岐。"

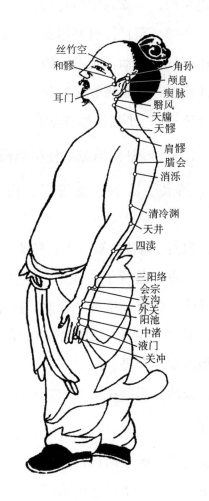

丝竹空
和髎
耳门

角孙
颅息
瘈脉
翳风
天牖
天髎
肩髎
臑会
消泺

清冷渊
天井
四渎

三阳络
会宗
支沟
外关
阳池
中渚
液门
关冲

下入缺盆布膻中，散络心膈属三焦①。

支从膻中缺盆上，上项耳后耳角旋，

屈下至颐仍注颊，一支耳中出耳前，

却从上关交曲颊，至目锐眦乃尽焉。

斯经少血还多气，是动耳聋喉肿痹。

所生病者汗自出，耳后痛兼颊锐眦，

肩臑肘臂外皆②疼，小指次指亦如废。

手少阳三焦经补泻温凉报使引经药性

补：人参、黄芪、藿香、益智子、白术、炙甘草、桂枝。

泻：枳壳、枳实、青皮、萝卜子、乌药、神曲、泽泻。

温：附子、丁香、益智子、仙茅、厚朴、荜澄茄、干姜、茴香、菟丝子、沉香、茱萸、胡椒、补骨脂、川芎。

凉：石膏、黄芩、黄柏、山栀、滑石、木通、车前子、龙胆草、地骨皮、知母。

报使引经：柴胡、川芎行上、青皮行下。

足少阳胆经

足脉少阳胆之经，始从两目锐眦生，

抵头循角下耳后，脑空风池次第行，

---

① 散络心膈属三焦：《灵枢·经脉》作"散络心包，下膈，循属三焦"。

② 皆：原作"眦"，据《灵枢·经脉》改。

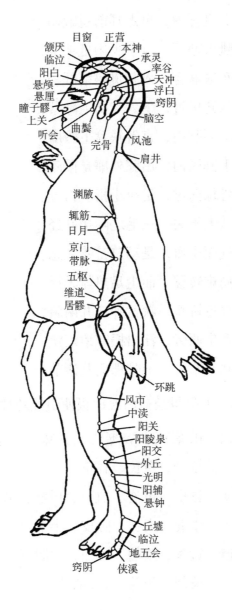

目窗 正营
颔厌 本神
临泣 承灵
阳白 率谷
悬颅 天冲
悬厘 浮白
瞳子髎 窍阴
上关 脑空
听会 曲鬓
完骨 风池
肩井

渊腋
辄筋
日月
京门
带脉
五枢
维道
居髎

环跳
风市
中渎
阳关
阳陵泉
阳交
外丘
光明
阳辅
悬钟
丘墟
临泣
地五会
窍阴 侠溪

手少阳前至肩上，交手少阳入缺盆。

支者耳后贯耳中，出走耳前锐眦循。

一支锐眦大迎下，合手少阳抵项根，

下加颊车缺盆合，入胸贯膈络肝经，

属胆仍从胁里过，下入气街毛际萦，

横入髀厌环跳内，直者缺盆下腋膺，

过季胁下髀厌内，出膝外廉是阳陵，

外辅绝骨踝前过，足跗小指次指分。

一支别从大指去，三毛之际接肝经。

此经多气而少血，是动口苦善太息，

心胁疼痛难转移，面尘足热体无泽。

所生头疼连锐眦，缺盆肿痛并两腋，

马刀挟瘿生两旁，汗出振寒疟疾，

胸胁髀膝至胻骨，绝骨踝痛及诸节。

足少阳胆经补泻温凉报使引经药性

补：当归、山茱萸、酸枣仁、五味子、诸酒、胡椒、辣菜、鸡肉、益智子、黄芪、甘草。

泻：柴胡、青皮、黄连、白芍、川芎、木通、泽泻。

温：干姜、生姜、肉桂、陈皮、半夏。

凉：黄连、黄芩、柴胡、竹茹、龙胆草。

报使引经：柴胡、川芎行上、青皮行下。

足厥阴肝经

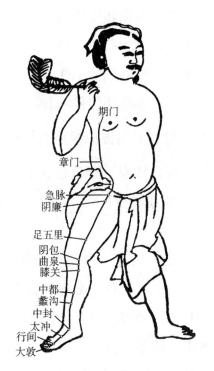

期门
章门
急脉
阴廉
足五里
阴包
曲泉
膝关
中都
蠡沟
中封
太冲
行间
大敦

厥阴足脉肝所终，大指之端毛际丛，

足跗上廉太冲分，踝前一寸入中封，

上踝交出太阴后，循胭内廉股阴毛，

环绕阴器抵小腹，挟胃属肝络胆连，

上贯膈里布胁肋，循①喉颃颡②目系同，

出额上巅会督脉。支者还从③目系中，

---

① 循：原作"狭"，据《灵枢·经脉》改。

② 颃颡：原作"项颡"，据《灵枢·经脉》改。

③ 从：原作"主"，据《灵枢·经脉》改。

下络颊里环唇内，支者别贯膈肺通。

是经血多气少焉，是动腰疼俯仰难，

男疝女人少腹肿，面尘脱色及咽干。

所生病者为胸满，呕吐洞泄小便难，

或时遗溺并狐疝，临症还须仔细看。

足厥阴肝经补泻温凉报使引经药性

补：木瓜、阿胶、沙参、薏苡仁、芡实、胡黄连、龙胆草、酸枣仁、五加皮、青□①、猪肉、羊肉、鸡肉、诸酒、诸醋。

泻：橘叶、青皮、川芎、白芍、柴胡、前胡、青黛、款冬花、犀角、葳蕤、吴茱萸、秦皮、黄连、黄芩。

温：木香、肉桂、半夏、肉豆蔻、陈皮、槟榔、荜茇、吴茱萸、杨梅、桃子、杏子、李子。

凉：鳖甲、甘菊花、草决明、车前子、三棱、芜荑、黄连、黄芩、龙胆草、柴胡、羚羊角、胡黄连。

报使引经：柴胡、川芎行上、青皮行下。

三　集

治风门

风属阳，善行数变，自外而入，以郁正气，故治风多行气开表药；又风入久变热，热能生痰，宜用祛风化痰药；又热极生风，风能

---

①　青□：原"青"后字残脱，疑为"青梅"。

燥液，宜用清热润燥药也。

行气开表药凡二十四种

羌活　主贼风，失音不语，多痒，血癫，手足不遂，口眼㖞斜，肢节疼痛，一身尽痛。又去温湿风。

独活　主诸贼风，百节痛风，无久新者。又治风毒齿痛。

防风　主大风，头眩痛恶风，风邪目盲，风行周身骨节疼痹，头面去来，四肢挛急，治风通用，除上焦风邪之仙药。又风药中润剂。

细辛　诸风通用，头面风痛不可缺。治百节拘挛，风湿痹痛，消死肌、风痫、癫疾。

升麻　手足阳明伤风的药，及发散本经风药。

麻黄　主中风、伤寒头痛，风毒，痿痹不仁，发表出汗，消斑毒风疹，止咳逆上气。

白芷　治风通用。去肺经风热，风头痛，中风寒热解利药也。

藁本　主风邪嚲曳肿①痛，大寒犯脑颠顶痛，一切头面、皮肤风疾。太阳经风湿药。

天麻　主头风，诸风湿痹，四肢拘挛。

蔓荆实　主风头痛，脑鸣，头昏闷。散风邪，除目睛内疼痛。

---

① 风邪嚲曳（duǒyì 朵艺）肿：此 5 字底本纸残致脱，据《证类本草·藁本》引《别录》补。嚲曳，下垂牵引貌。

秦艽　主寒湿风痹，肢节痛，通身挛急。及疗风疾，无问久新者。

菜耳①　主风头寒痛，风湿周痹，四肢拘挛。

威灵仙　主风湿痹，中风口眼㖞斜，历节痛风，上下腰膝脚冷痛，不能履地，通十二经脉大风，皮肤风痒，白癜风，及去大肠风。

紫苏　主发散在表风寒。茎治风寒湿痹。

薄荷　主贼风，伤寒发汗，通利②关节，伤风、头脑风、风气壅。并小儿风涎，惊风，壮热。

荆芥　诸头风眩晕、妇人血风等病，产后中风。

牡荆实　疗头风甚验。

牛蒡子　疗诸风，遍身肿毒，头面赤肿，牙齿疼痛，腰膝筋骨拘挛。通十二经。

根茎　蒸熟，疗伤寒寒热，汗出中风，面肿。

苍术　主大风在身面，风眩头痛。

干姜　出汗散寒邪，去风湿痹。

生姜　散风寒痰嗽。

葱白　主中风面目肿，喉痹不通。

桂枝　主风寒头腰痛，出汗，风痹骨挛脚软，中风失音，四肢逆冷。

---

① 菜（xǐ 喜）耳：即苍耳。
② 利：原作"伤"，据《本草集要》改。

祛风化痰药 凡十五种①

天南星　主中风，除风痰麻痹。

白附子　治中风失音，面上游风，血痹皮肤不仁，诸风癣。

瓜蒂　吐风痰暴塞胸膈，头眩，喉风，风痫，风疹。

黎芦　吐膈上风痰，中风不语，暗风痫病，喉痹。治疥癣。

皂荚　主中风痰厥，邪气风头泪出，风痒死肌，癣。

僵蚕　治中风失音，并一切风痰。去皮肤风动如虫，中风，急喉痹。

蝉退②　治头风目眩，又风气客皮肤，搔痒不已。

蝎　治诸风瘾疹，中风半身不遂，口眼㖞斜，手足抽掣，小儿惊风，不可缺。

白花蛇　主中风，湿痹不仁，筋脉拘急，口面㖞斜，半身不遂，骨节疼，及大风疥癞，暴风瘙痒，肺风鼻塞。若治风，速于他蛇也。

乌蛇　主诸风瘾疹，疥癣，皮肤不仁，顽痹。

虎骨　主白虎痛风，筋骨髀胫腰膝毒风，挛急痛。

虎睛　主癫③痫。羊血中浸一宿，炒干末。

---

① 十五种：原目录作"十六种"，与正文所列药数不合，据正文药物实数改。

② 蝉退：为"蝉蜕"之异名。

③ 睛主癫：此3字底本纸残致脱，据《本草集要》补。

牛黄　主中风失音，及痫痉颠狂，小儿惊痫夜啼，痰热百病。

竹沥　治卒中风失喑①不语，风痹，头风，头旋倒地。

荆沥　治头风旋，目眩。

清热润燥药凡二十五种

菊花　主风头眩肿痛，目欲脱，泪出，皮肤死肌，恶风湿痹，身上诸风，四肢游风。

沙参　主肌热，浮风，身痹。

芎藭　主中风入脑，头痛，寒痹，筋挛缓急，散肺经风、面头风，甚不可缺也。

蒺藜子　主诸风痒，遍身瘙痒，癜风。治头痛，目失明。

密蒙花　去一切风气，肤翳多泪。

青葙子　主皮肤中热风身痒，一切肝风热毒冲眼。

巴戟天　主大风邪气，头面游风，大风血癞。

草决明　主肝风热毒冲眼。涂太阳穴，止头痛。

天竺黄　去诸风热，镇心，小儿惊风痰壅。

木贼　治风目翳膜流泪，亦疗肠风。

白薇　主暴中风，身热支满，忽忽不知人事，狂惑邪言。

---

① 卒中风失喑：此5字除"风"字外，其余四字因底本纸残致脱，据《本草集要》补。

本草真诠

七〇

女萎　主中风暴热，四肢拘挛，不能动摇。

五加皮　治风痹，四肢挛急，痛风，五缓。

玄参　主暴中风，身热支满，忽忽不知人，头风热毒。

牡丹皮　主中风气，瘕疝，惊痫，邪气。

苦参　治大风有功，及遍身细疹。

枸杞　去皮肤骨节间风，肾家眼痛，风痒血虚者用之。

竹叶　主风痉，热毒风。

麻子　主中风汗出，皮肤顽痹，骨髓风毒疼痛，不可运动。

犀角　主中风失音，风热惊痫。

羚羊角　主温风注毒伏在骨间。

酸枣仁　主四肢酸疼，湿痹，筋骨风。

牛膝　主风疹，脑痛，四肢拘挛疼痛，不可屈伸。

何首乌　主头面风疮，遍身瘙痒，五痔、肠风，骨软风。

桑寄生　祛风痹、顽麻废疾，背腰腿脚遍身骨节疼痛。

主治各经风药

肝 川芎　心 细辛　脾 升麻　肺 防风　肾 独活　胃 升麻

大肠 白芷　小肠 藁本　三焦 黄芪　膀胱 羌活

治热门

治热以寒，寒药属阴，故治热多阴药。有郁火宜发散，用风门药；火郁则发之，升阳散火也。夫热燥皆属阳，宜与治燥门通看。

治上焦热药凡十六种

黄芩　泻肺火，除上焦痰热，解在肌风热，天行热病，目热赤痛。

栀子　去心中客热，虚烦不得眠及燥热；泻肺火，除胃湿热发黄，挟①热下利，小便赤涩，目热赤痛。下行降火开郁，治块中之火②，用皮去肌表热。

沙参　治肺热，主惊烦，心腹痛，结热邪气，头痛肌热，浮风身痒。

玄参　治中风伤寒，身热支满，狂邪忽忽不知人，温疟，洒洒头风热毒，骨蒸传尸，空中氤氲之气，并无根之火。

桑白皮　泻肺火，治虚劳客热。

前胡　治伤寒寒热。

青黛　收五脏郁火，诸热惊痫，天行头痛。

山豆根　治五般急黄，发热咳嗽。

---

①　挟：原作"扶"，据文义改。
②　块中之火：《本草纲目·栀子》"发明"引朱震亨云："泻三焦之火及痞块中火邪。"此上疑脱"痞"字。

百部根　主肺热咳嗽上气。

丹参　凉血热，治风邪留热，头痛眼赤，热温狂闷。

白前　保肺清肺。

桔梗　主肺热咳逆。

麦门冬　治心肺热，及虚劳客热。泻肺火。

淡竹叶　治胸中痰热咳逆，凉心经，除烦热，止消渴。

梨　除客热心烦，肺热嗽，消渴。

枇杷叶　肺热久嗽，消痰。

治中焦热药凡二十种

黄连　泻心火，解热毒，除脾胃中湿热，烦躁郁热在中焦，恶心兀兀欲吐，眼暴赤肿，热毒下利。

胡黄连　主疳热利，温疟，骨蒸劳热。

滑石　主身热泄澼[①]，解燥渴，降妄火。

连翘　泻心火，降脾胃湿热，通五淋，除心经客热。

葛根　除胃热消渴，解肌热出汗。

香薷　治伤暑，利小便，清肺气，除烦热。

石膏　治中热，发热恶热燥热，日晡潮热，伤寒时气，肌肉壮热，头痛大渴。清金制火，除三焦大热，泻胃火，治胃热不食，又治胃热能食善饥。

---

① 澼：原作"癖"，据《证类本草·滑石》引《本经》改。澼，肠澼，痢疾之古称。

石斛　治胃中虚热，逐皮肤邪热。

玄明粉　主心热烦躁①，大除胃热。

茵陈蒿　治伤寒烦热头痛，去湿热，发黄疸。

大黄　泻诸实热不通，荡涤肠胃间热。

芒硝　主五脏积聚，久热胃闭。

犀角　治伤寒瘟疫，头痛烦闷，大热发狂。

羚羊角　治时气寒热在肌肤，温风疰毒伏在骨间。

芍药　泻脾火，凉血热。

甘草　生用大泻热火。

茅根　止消渴，解肠胃中热。

菰根　主肠胃痼热消渴，利小便。

芦根　主消渴，客热时疾，烦闷，胃热不下食。

升麻　主时气热，解肌肉间热，天行时疾发斑。升散郁火。

治下焦热药凡十九种

黄柏　泻膀胱热，清小便，泻肾中伏火，补肾阴，治骨蒸劳热，又治结热黄疸。

柴胡　泻肝火，解肌热，除往来寒热，早晨潮热，伤寒心下烦热。

草龙胆　主骨间寒热，惊痫邪气，除胃中伏热，时气温热，下焦湿热泄痢。

① 躁：原作"燥"，据《证类本草·玄明粉》引甄权改。

防己　主温疟伤寒，寒热邪气，下焦湿热肿盛，去膀胱留热。

车前子　治肝中风热，冲目赤痛。

地肤子　主膀胱热，利小便。

石韦　主脬囊结热，五淋癃闭，利水除烦。

通草　治五淋，导小肠热。

地榆　凉下焦血热，治热血痢。

苦参　治时气恶病大热，肠澼热痢，热毒风，皮肌烦热。

秦皮　治肝中久热，目赤肿痛。

文蛤　止大孔出血，崩中漏下，恶疮，鼠瘘，五痔。

龟甲　主癥瘕，痎疟，骨中寒热。

鳖甲　治温疟，劳瘦骨热，心腹癥瘕，坚积寒热。

海金沙　通利小肠，治伤寒热狂。

知母　泻肾火，治有汗骨蒸。

条芩　治大肠热，下痢脓血，腹痛后重，身热。

生地黄　凉血生血，补肾水真阴不足。

川楝子　主伤寒热狂，利水道，治肾脏气伤膀胱，连小肠气痛，下血。

主治各经热药

肝　气：柴胡。血：黄芩。　心　气：麦门冬。血：黄连。

脾　气：白芍药。血：生地黄。　肺　气：石膏。血：栀子。

肾　气：玄参。血：黄柏。　胆　气：连翘。血：柴胡。

胃　气：葛根。血：大黄。　　三焦　气：连翘。血：地骨皮。

膀胱　气：滑石。血：黄柏。　　大肠　气：连翘。血：大黄。

小肠　气：赤茯苓。血：木通。

包络　气：麦门冬。血：牡丹皮。

骨肉分痨瘵发热主治药

肝　气：当归。血：柴胡。　　心　气：生地黄。血：黄连。

脾　气：白芍药。血：木瓜。　　肺　气：石膏。血：生地黄。

肾　气：知母。血：生地。　　胆　气：柴胡。血：瓜蒌仁。

胃　气：石膏。血：芒硝。　　大肠　气：芒硝。血：大黄。

小肠　气：赤茯。血：木通。　　三焦　气：石膏。血：竹叶。

膀胱　气：滑石。血：泽泻。

治湿门

湿因气虚不能运化水谷而生，宜用补气除湿药，又宜调中消导药，行湿利大小便药。外湿宜汗散，宜用风门药，风能胜湿也。夫湿寒皆属阴，宜与治寒门通看。

补气除湿药凡六种

人参　补元气，有参赞之功，调中安脾助胃，去肠胃中冷、心痛胁满、霍乱反胃，消湿痰坚①积。

黄芪　益元气，补三焦。治②中焦脾胃虚弱，下焦久泻痢，肠风崩带，月事不匀。

---

① 坚：原作"稍"，据《证类本草·人参》引《别录》改。

② 治：原无，据文义补。

甘草　补三焦元气，治赤白痢疾，健胃和中。

白术　主风寒湿痹，除湿益燥，补脾胃，进饮食，止①下泄，利小便。

茯苓　益气开胃厚脾，利小便，止②水肿淋结。除湿行水之圣药。

山药　治伤中，补虚羸，补中益气力。治腰湿，兼消肿硬。

调中消导药凡二十种

苍术　上中下湿俱治，发汗，除上焦湿功最大。又盐水炒，佐黄柏行下焦湿热。

橘皮　主和胃健脾，水谷不化，冲胸呕吐，下泄气痢，皆能消导。除膀胱停水、五淋，利小便。

半夏　善去脾胃湿痰，使气健饮食自进，去心中坚胀，肠鸣，痰痞塞。

青皮　破滞气，利脾胃，消饮食，削坚积。

枳壳　逐水，消胀满。

枳实　逐停水，消痰饮，宽胸胁，安胃气，破积聚，利五脏。

厚朴　消痰下气，除胃湿，逐结水，泻膀胱湿，泄五脏一切气、心腹胀满。散结之神药也。

---

① 止：原作"上"，据《证类本草·白术》引《别录》改。
② 止：原无，据《证类本草·茯苓》引《别录》补。

旋覆花　治心胁痰水及膀胱留饮、寒热水肿，消囟上痰结，开胃，止呕逆不食及结气，胁下满，心痞。

大腹皮　下一切气，消肿宽胀，调中开胃健脾。

射干　开胃下食，除饮食热，散结气，消湿气及胸腹胀满、癥结疟癖。并治厥阴积痰。

白扁豆　补脾胃五脏，和中下气，止霍乱吐泻。并解酒毒。

大麦芽　治宿食停滞，胸膈胀满，止霍乱，消痰下气，补脾开胃①。

神曲　消心膈气、痰逆胸满，开胃健脾，消化水谷，止霍乱泄泻、痢下赤白。

三棱　快气宽胸，气胀鼓满最宜。

山楂子　消食积，化宿滞，行结气，消积块、痰块，治痢疾、腰痛，健脾开膈。

蓬莪茂　主开胃化食、霍乱、吐酸、饮食不消，消水行气破积。

使君子　止泻痢，及小便白浊。

阿魏　消肉积，化宿食，破癥癖，下恶气，止霍乱，祛疟疾。

薏苡仁　主风湿痹、筋骨邪气不仁，利肠，消水肿。

罂粟壳　治脾泻久痢。

① 胃：原无，据《证类本草·大麦》引《日华子本草》补。

行湿利大小便药凡二十三种

猪苓　除湿，利水道，治肿，胀满从脚上至小腹。大燥，亡津液。

泽泻　除湿行水最要药。

瞿麦　逐膀胱邪逆，利小便、五淋、癃闭。

紫草　通水道，疗胀满、五疸、卒淋涩痛。

木瓜实　消水肿、湿痹、霍乱、吐泻、奔豚、脚气，疗冷热痢疾。

百合　消浮肿、胪胀、痞满、大小便不利。

赤小豆　主下水、大腹水肿、皮肌胀满，及脚气肿满入腹。

葶苈　通利水道，治皮间邪水上出面目浮肿，膀胱留热。

牵牛子　利小便及大肠风秘，热壅结涩，消鼓胀水肿、脚满胫肿，一切湿热壅结①。

大戟　利大小肠，消十二水肿，胸腹胀满急痛②。

芫花　利五水在五脏，皮肤胀满，消胸中痰水。

甘遂　主腹满，面目浮肿，水结胸中。专行水攻决为用。

海藻　利小便闭结，下十二水肿，化五膈痰、月闭

---

① 结：原无，据《本草纲目·牵牛子》卷十八上"主治"引李杲补。

② 痛：原无，据《证类本草·大戟》引《本经》补。

石淋。

昆布　利水道，主十二水肿。

泽漆　主大腹水气，四肢面目浮肿。

芫花　下十二水。

瓜蒂　主面目四肢肿。

冬葵子　治淋，利小便。

琥珀　利小便，通五淋。

通草　治五淋，利小便。

车前　利水道，除湿痹。

郁李仁　主大腹、面目、四肢浮肿，利小便。

蝼蛄　主十二水病肿满，小便不利。

散湿风门药 凡十三种

防风　风能胜湿也。

川芎　开郁燥湿。

独活　治寒湿痹，不能动止。

菜耳　主风湿周痹，四肢拘挛用。

藁本　治雾露中于上焦。

菖蒲　主风寒湿痹，四肢不能屈伸。

秦艽　主风湿，下水利小便、五种黄病。

白鲜皮　主黄疸、淋沥、湿痹、死肌，不可屈伸
起止。

干姜　逐风湿痹。

草薢　主风寒湿周痹，腰背痛。

五加皮　主男子阴痿囊湿，腰痛脚痹。

松节　酒浸服，主脚痹软弱，燥血中之湿。

杜仲　除阴下湿痒。

主治各经湿药

肝 白术　心 黄连　脾 白术　肺 桑白皮　肾 泽泻　胃 白术

小肠 车前　三焦 陈皮　膀胱 茵陈　大肠 秦艽　心包络 苦茗

治燥门

燥因血虚而然，盖血虚生热，热生燥是也。宜用解热生津药，及滋血润燥药。夫燥热皆属阳，宜与治热门参看。

解热生津药 凡二十九种

天门冬　泻肺热肺火，消渴烦热。又治肺经津燥、结癥积。

麦门冬　泻火清肺，生津止渴，又治身重、目黄、口干。

知母　润心肺，滋化源，止消渴。热中人虚而口干者，加用之。

贝母　润肺清心，疗烦热作渴、无汗。又降火散结。

栝楼根　主消渴，除肠胃中痼热，唇干口燥。

枇杷叶　治肺热消渴，及久嗽身热，将成痨者。

五味子　除烦热，生津止渴。

地骨皮　解阴分潮热，益精止渴。

牡丹皮　主瘀血热留肠胃不散，泻阴中之火。

阿胶　疗火盛金虚久嗽。

酸枣仁　驱烦止渴。

菖蒲　下气除烦。

淡竹沥　治阴虚火热，治消渴久渴。

兰草　善止消渴，散久积陈郁。

梅实　生津止渴，除烦热烦满。

马兜铃　去肺热，清肺气。

远志　益精，补阴气。

款冬花　消烦渴，润心肺。

紫菀　止渴，润肌，添髓。

诃梨勒　通利津液，除烦。

茅根　止消渴。

葛根　止消渴，脾虚而渴。

苎根　主天行热疾，大渴大狂。

莱菔根　消渴可治。

莲藕　主热毒口渴，解烦闷。

安石榴　主咽燥烦渴。

梨　润肺，除烦渴。

石膏　治口干舌焦不能息，恶热燥热，大渴引饮。润肺生津。

凝水石　治同石膏。

滋血润燥药凡二十一种

生地黄　老人津枯便燥者宜用之。

熟地黄　活血气，补真阴，下元血衰用之。

当归　和硝黄能通肠润燥。

肉苁蓉　人虚而大便燥结者用之。

琐阳　同上。

麻子仁　利小便，润大肠，治①风热结燥便难，止消渴。

杏核仁　润心肺，散结润燥。

桃仁　主血结血燥，通润大便。

红蓝花　治血热烦渴。

蜀葵花　赤治赤带，白治白带；赤治血燥，白治气燥。

郁李仁　破血润燥。

苏方木　去瘀血，和新血。

槐实　治湿热，肠风下血，热燥。

柏实　润肾燥。

枸杞　滋益精气，治五内热中消渴。

牛膝　活血补精，治阴消多渴，伤热火烂。

麻油　润肌肤，滑肠胃。

大黄　治大便燥结。

---

① 治：原无，据《药性论》补。

芒硝　主久热胃闭，利大小便，润燥软坚。

栀子　治胃中亡血，津液内无润养，生虚热。

鹿茸　生精血，散骨中热痒。

主治各经燥药

肝 当归　心 麦门冬　脾 麻仁　肺 杏仁　肾 柏子仁　胃 瓜蒌仁　大肠 硝石　小肠 茴香　三焦 山药　膀胱 茴香　心包络 桃仁

治寒门

治寒以热，热药属阳，故治寒多阳药。外寒宜汗散，宜用风门药，寒从汗解也。夫寒湿皆属阴，宜与治湿门通看。

治上焦寒药凡九种

附子　主风寒咳逆邪气，腰脊风寒，阴毒伤寒，中寒四肢厥逆，心腹冷痛，除肾中寒甚，补命门火衰，阳事不举。佐以白术，除寒湿之圣药。生用发汗行表，熟则温中行内。

乌头　行经逐寒，破心腹脐冷痛，肩胛痛不可俯仰。与附子同。

生姜　发散伤寒，头痛鼻塞，寒热咳逆，喘嗽上气，呕吐翻胃。

桂枝　上行头目，发散表邪，伤寒有汗者必用。

细辛　温阴经，去内寒，治邪在里之表。

半夏　治形寒饮冷，伤肺而咳。

藁本　治大寒犯脑及巅痛、齿痛。

麻黄　主伤寒头痛，发表出汗，去表上寒邪及荣中寒。

酒　御风寒冷气。

治中焦寒药凡三十种

干姜　生用同生姜，炮则温脾理中，治里寒泄痢、胀满及腹中痛、中下焦寒湿。又沉寒痼冷，肾中无阳，脉气欲绝，可治。

高良姜　主胃中冷逆冲心，霍乱吐泻。

红豆蔻　主冷气腹痛，吐泻，痢疾，霍乱，吐酸。

白豆蔻　主积冷气，胃寒吐逆。

草豆蔻　主寒邪客在胃口之上，呕吐霍乱。去心胃客寒作痛作胀，调散冷气。

肉豆蔻　治积冷心腹痛，脾胃虚冷吐逆、泄泻之要药也。

丁香　温脾胃，止霍乱呕逆、气冷腹痛，壮阳暖腰膝甚妙。

莎草根　发去寒气，止霍乱吐逆、泄泻。

益智子　治脾胃中受寒邪，止呕哕，摄涎唾。

缩砂密　暖胃温脾，治心腹中虚冷痛，霍乱转筋、水泻。

藿香　散寒湿，温中，止霍乱心腹痛、吐逆最要药。

巴豆　去胃中寒积。

沉香　主暖胃调中，止转筋、吐泻、心腹痛、气痢、冷风麻痹。

川椒　除寒湿痹痛，心腹冷痛，六腑沉寒痼冷，阴冷气渐入阴囊肿满，日夜疼痛。

胡椒　治心腹冷痛、冷痢，去胃中寒，吐水，食已即吐，止霍乱心痛，大肠寒滑，壮肾气。

荜澄茄　助脾胃，温肾与膀胱冷气，心腹卒痛。

荜茇　除胃冷水泻，虚痢霍乱，冷气心腹满痛。又治肾冷寒疝。

艾叶　温胃，止霍乱转筋，心腹痛，冷气作痛。

莱菔子　治膨胀、癥瘕，并积聚、黄疸。

白芥子　散腹中冷气作痛，止翻胃吐食。

木香　主久年冷气，九种心痛，止翻胃、霍乱、吐泻。

槟榔　调中健脾，消谷逐水。

韭菜　温中，除心腹痼冷作痛，消胸膈间瘀血凝滞，痃癖冷痛。

紫檀　主腹痛、霍乱，肾经邪气上攻心腹痛，及腰痛。

常山　主伤寒、温疟寒热，破胸腹水胀，胸中痰结吐逆。

延胡索　暖腰膝，调心腹卒痛及小腹胀痛。

草果　温脾胃，止呕吐，消一切冷气膨胀。

郁金　主心腹冷气，结聚胀痛。

姜黄　主冷气宿食，心腹结积胀痛。

五灵脂　主心腹刺痛及风冷血气闭，遍身痛，冷麻。

治下焦寒药<small>凡十四种</small>

菟丝子　主肾虚，阴茎中寒，精自出，强阴益精补髓，疗腰膝酸痛顽麻。

补骨脂　主风虚冷痹，四肢痠痛，肾经有伤腰痛，阴囊湿痒，阳衰精冷自流，腹中冷，易泄。

茴香子　温肾与膀胱、小肠冷气或肿痛，止呕吐霍乱，补命门。

胡芦巴　治肾脏虚冷，面色青黑，腹筋胀满。

吴茱萸　治寒邪所隔，气不上下，脾胃停冷，冷气闭胸，心腹绞痛，下焦寒湿疝痛，寒气血冷，痿痹腰弱。

山茱萸　治疝瘕，逐寒湿痹，并下部虚寒。

杜仲　治肾虚冷生风，腰疼背疼，身强，腰膝酸痛。

草薢　主肾虚冷，停留宿水，腰痛背强，寒湿周痹。

乌药　疏气散寒，治天行寒疫，及阴毒伤寒，能发汗回阳，立瘥。治膀胱肾间冷气攻冲，背腹疼。

仙茅　主肾虚，益阳道，脚腰冷风挛痹，不能行步，甚妙。

膃肭脐　暖腰膝，助阳气，治脐腹积冷，精衰，脾胃劳极。

原蚕蛾① 强阴道，暖水道，益精壮阳最捷。

阳起石 治阴萎不起，茎头寒，男子妇人下部虚冷，肾气乏绝，子脏久寒。

石硫黄 至阳之精。治下元虚冷，元气将绝，久患寒泄，脾胃虚弱，垂命欲尽，心腹冷气，咳逆，脚冷痛。

主治各经寒药

肝气：吴茱萸。血：当归。 心气：桂心。血：同上。

脾气：吴茱萸。血：同上。 肺气：麻黄。血：干姜。

肾气：细辛。血：附子。 胆气：生姜。血：川芎。

大肠气：白芷。血：秦艽。 小肠气：茴香。血：玄胡。

三焦气：乌、附。血：川芎。 膀胱气：麻黄。血：桂枝。

心包络气：附子。血：川芎。

治气门

气属阳，治气门多阳药。

补气清气温凉药凡四十五种

人参 调中益气，治劳倦虚损，脾肺阳气不足，短气及少气。升麻引用，补上焦元气；茯苓引用②，补下焦元气。

甘草 补三焦元气，健胃和中。

白术 在气主气，和中，补脾胃，进饮食，敛虚汗。

---

① 原蚕蛾：原作"原蛾蚕"，据文义乙正。
② 用：原无，据上文例补。

黄芪　补肺气，实皮毛，敛虚劳自汗，退虚热，补脾胃虚弱，诸劳诸虚不足，又补肾命门、三焦元气。

菖蒲　调心孔，补五脏，通九窍，明耳目，下气除烦，止心腹痛。

远志　主伤中，补不足，利丈夫，定心气，止惊悸，去梦邪、心下膈气。

山药　补中益气力，补①心肺不足，除热强阴，开心孔。凉而能补。

五味子　益气，补不足。主咳逆上气，收耗散之气。

肉苁蓉　补命门相火不足。

巴戟天　补中，增志，益气。

款冬花　温肺止嗽，主咳逆上气，喘息呼吸，寒热邪气。治嗽之最。

紫菀　主咳逆上气，胸中寒热结气，益肺气，补不足。

白前　保定肺气。主胸胁逆气，咳嗽上气冲喉中，呼吸不得眠，常作水鸡声。

桔梗　能开提气血，利嗌咽胸膈之气。主胸胁痛如刀刺②，及惊恐悸气，肺热气奔促嗽逆。

兰草　益气通神，消诸痹，散久积陈郁之气，生津止渴。

---

① 补：原无，据《证类本草·薯蓣》引甄权补。

② 刺：原作"利"，据《证类本草·桔梗》引《本经》改。

茯苓　主胸胁逆气，忧恚惊悸，心下结痛，咳逆。调胃气。

杜仲　补中，益精气，坚筋骨。主腰脊痛，阴下湿痒，脚中酸痛。

益智子　益气安神，补不足，调诸气，止呕哕，止小便利，当于补中药内用之。

大枣　安中养脾，平胃气。补少气少津液，身中①不足。

胡麻　主伤中虚羸，补五内，益气力。

白扁豆　和中下气，治霍乱。

粳米　补益胃气，平和五脏，止渴止泄。

鹿茸　治寒热惊痫，虚劳洒洒如疟，四肢酸疼，腰脊痛。

原蚕蛾　主益精气，强阴道，止泄精，妙。

沙参　补中，益肺气，除寒热，止惊烦，养肝气。治常欲眠，又治卒得疝气下坠。

天门冬　保定肺气，去寒热。治肺气咳逆，喘息促急，通肾气。

麦门冬　补心肺中元气不足，短气。

葛根　升提胃气。

升麻　元气不足者用此，于阴中升提阳气上行。

---

① 身中：原脱，据《证类本草·大枣》引《本经》补。

贝母　治咳嗽上气，散心胸郁结之气。

马兜铃　主肺热咳嗽，止气逆连连不可。

酸枣仁　主心腹寒热，邪结气聚，四肢酸疼、湿痹，脐上下痛。补中，益肝肺。

竹叶　主咳逆上气，呕吐。

桑白皮　补虚益气，泻肺气有余，去肺中水气。

五加皮　主心腹疝气痛，益气疗躄。

石楠　主养肾气，内伤阴衰。利筋骨皮毛，疗脚弱。

茶叶　下气，释滞消壅，清头目，令人少睡。

乌梅　下气，除烦满，收肺气，止泄痢，止渴。

枇杷叶　治卒呕哕不止，不欲食，下气。

豆豉　主伤寒头痛寒热，瘴气烦躁满闷。

陈廪米　下气，除烦渴，开胃止泄。

龙骨　去脱，固气，涩肠。治多梦，安心神，缩小便。

犀角　安心神，止烦乱，镇肝明目。

羚羊角　安心气，不魇寐，益气，利丈夫。

鲫鱼　主胃弱不下食，调胃实肠下气。作鲙，主肠澼赤白痢。

温气快气辛热药凡十九种

干姜　主肺寒咳逆上气，利肺气，温脾理中，发表。

生姜　入肺，治咳逆上气，开胃口，止呕吐，去臭气，下一切结气、心胸壅膈冷热气。无病人夜不宜食，动气。

黑附子　通行诸经引用，浮中沉无所不至。

侧子　治脚气，行四肢。

茴香子　破一切臭气，开胃下食，止呕。治肾劳、癫疝、膀胱冷气肿痛、干湿脚气、疝，小肠疼痛。

肉豆蔻　温中下气，开胃消食。

白豆蔻　治积冷气，止吐逆，消谷下气，散肺中滞气，入肺经别有清高之气，补上焦元气不足。

缩砂密　下气消食，治脾胃气结滞不散，心腹痛。

桂　温中，利肝肺气，出汗。

牡桂　主上气咳逆、结气，利关节。

丁香　治口气、齿疳，肾气、奔豚。

安息香　主心腹恶气。

沉香　补右尺命门，壮元阳，暖腰脊，去恶气，散滞气，升降真气，治心腹痛，气痢。

紫真檀　主心腹霍乱、中恶，能调气，引芳香之气上行，为理气之剂。

吴茱萸　泻肝气，治疝痛，下气最速。

蜀椒　主邪气咳逆，壮阳，治阴汗，缩小便，开腠理，通血脉。

诃梨勒　主冷气心腹胀满，胸膈逆气，下食，涩肠，止久痢赤白及气痢、霍乱吐泻。

蒜 温中下气，健胃化肉消谷，烂痃癖①，辟瘟疫瘴气。久服伤肝气损目，伤肺引痰。

石硫黄 治心腹痃癖，冷气咳逆上气，脾胃虚弱，垂命欲尽。

行气散气降气药 凡四十二种

苍术 健脾胃，宽中进食，发汗，除恶气，辟山岚瘴气，消痃癖气块，心腹胀痛。

芎藭 血中气药，治一切气，心腹痛，胁痛，痹痛，温中散寒，开郁行气。

莎草根 益气，大能下气开郁，快滞气，凡血气药必用之。

柴胡 在经主气，治胸胁痛，去肠胃中结气寒热，又引清气行阳道，升提胃气上行。

前柴②胡 下气最要。治寒热邪气，心腹结气。

茵陈 行滞气，化痰利膈。

防风 泻肺实，泻头目中滞气，泻上焦元气。

白芷 与辛夷、细辛用，治鼻气塞。

麻黄 主中风、伤寒头痛，发汗，去邪热气，泄卫实，止咳逆上气。

---

① 痃癖：原作"弦癖"，据本书下文石硫黄、木香等主治改。痃癖为胁肋部或脐腹部所患癖块之泛称。

② 柴：疑衍。

薰本　清明前、立秋后与木香同用，治上焦中雾露之气。

木香　和胃气，调诸气，散肺中滞气；行肝气，治腹中气不转运，中下焦气结滞，心腹积年冷气，痃癖胀痛，九种心痛。又火煨实大肠。

薏苡仁　主风湿痹，下气，除筋骨邪气不仁。

杜若　主胸胁，下逆气，温中，除口臭气。

射干　主咳逆上气，咳唾，言语气臭，咽痹咽肿，不得消息，散结气，消结核。

牡荆实　除骨间寒热，通利胃气，主咳逆下气。

蕤核　主心腹邪结气。

仙人杖　主哕气呕逆。

杉木　洗脚气肿满，治心腹胀痛，去恶气。

藿香　芳香之气助脾开胃，温中快气，治吐逆、霍乱、心痛。去恶气，治口臭气。

龙脑香　主心腹邪气，风湿积聚，通利关膈气塞、风涎闭塞，能散气。

酒　杀百邪恶毒气，扶肝气，行药势。助火生痰，大伤肺气。

乌药　治一切气，中恶心腹痛，天行疫瘴。

大腹　下气，健脾开胃，主冷热气攻心腹，痰膈醋心。

楝实　入心，主上下部腹痛，心暴痛。

橘核　治腰痛，膀胱气痛，肾冷。

橘皮　导胸中滞气，泄逆气，止呕吐，去臭气。去白，理肺气降痰；留白，理脾消食。

杏仁　主咳逆，下气，定喘止嗽，散结润燥。

荔枝核　治心气痛，及小肠气。

山楂子　消食健胃，行结气。

木瓜实　主肺气，湿痹，心腹痛，腰肾脚膝无力。

莱菔根　大能下气消谷，止咳嗽。

萝卜子　治喘嗽，下气消食。

胡荽　主消谷肉，通小肠气，通心窍。久服发腋气、脚气。

葱白　主伤寒寒热，头痛，出汗，除肝邪气，及奔豚气、脚气，心腹痛及心迷闷。

韭　除胃中热，充肝气，治心脾痛，上气喘息，胸膈气血结及中恶腹痛。

荆芥　宣通五脏，破结聚气，辟邪气，发汗，除湿痹。

紫苏子　主肺气喘急咳逆，润心肺，消痰气，调中下气，止霍乱、呕吐、反胃，消五膈。

紫苏叶　解肌发汗，下气，治心腹胀，止脚气。

香薷　治霍乱不可缺。下气，除烦热，清暑，利小便。又治口臭气。

薄荷　发汗，通利关节。上行引诸药入荣卫，又主风气壅并。

赤小豆花　主咳逆，寒热邪气，泄痢，酒病头痛。

猬皮　治腹痛疝积，又治胃逆，开胃气。

破气消积气药凡十四种

姜黄　主心腹结积，痊忤气胀。治气为最。

阿魏　去臭气，破癥积，下恶气。治心腹痛，辟瘟治疟。

京三棱　治老癖癥瘕，心腰痛，破血中之气。损真气。

蓬莪茂　治心膈痛，破痃癖气，积聚诸气，最要破气中之血。

海藻　破散结气癥瘕，气疾急满，疝气下坠，疼痛核肿。

槟榔　破滞气，泄至高之气，治后重如神。坠诸药于至下，祛瘴气。又心痛、脚气冲心。

枳壳　主胸膈痞塞，散结气，破癥结痃癖，通利关节，走大肠。泄肺气，损胸中至高之气。

枳实　散结气，消宿食，治逆气、心下急痞。

厚朴　温中益气，散结气，消宿食，治腹胀满。

青皮　破积结膈气，泻肝气，治胁痛。损真气。

麦芽　下气消食，破癥结冷气，心腹胀痛。

神曲　调中下气，开胃消食，主霍乱、心膈气，去冷气。

牡蛎　主寒热，温疟洒洒，惊恚怒气，心胁结痛。

海蛤　主咳逆上气，喘息烦满，胸痛寒热。

治血门

血属阴，治血多用阴药。

补血温血属阳药凡十种

人参　治亡血脉虚，因气虚而血弱者，甘能生血也。

白术　在血主血，利腰脐①间血。

甘草　和中补血，又治肺痿吐脓血。

黄芪　补中生血，治肠风、血崩、带下、月候不匀、产前产后一切病。甘能生血，与人参、甘草同用。

巴戟天　治阴痿，夜梦②鬼交泄精。

紫菀　治肺痿咳唾脓血，消痰止喘。

款冬花　治肺痿、肺痈吐脓血，消痰止嗽。

干姜　炮之与补阴药同用，能引血药入气分生③血，治血虚发热；炒黑，止唾血、痢血。

莎草根　逐凝血，血中之气药。能引血药以至气分而生血，炒黑止血，治崩漏。

阳起石　主崩中漏下，破子脏中血，癥瘕、寒热、腹痛、无子、肾衰、阴痿。

---

① 脐：原作"脊"，据《证类本草·术》引《别录》改。
② 夜梦：原作"梦夜"，据《证类本草·巴戟天》引甄权乙正。
③ 生：此前原衍"回"字，据《本草集要》改。

补血生血属阴药 凡二十九种

天门冬　治血热侵肺，吐衄妄行，咳血痰血；肺痿生痈，吐脓血。

麦门冬　治血热妄行。

五味子　强阴益精，止渴生津，上滋肺，下补肾。

熟地黄　大补血衰，滋肾阴，主血虚劳极，女子伤中，胞漏下血，破恶血，产后血虚脐腹痛。

生地黄　凉血生血，补肾水真阴不足，血虚发热，衄血吐血，妇人崩中不止，及产后血上薄①心，胎损下血，折伤。

肉苁蓉　强阴益精，治男绝阳不兴，及泄精尿血；女绝阴不产，及血崩带下。

琐阳　补阴血，益精。

菟丝子　添精补髓，治鬼交泄精，尿血，寒血为积。

牛膝　益精髓，活血生血，通月经，破血痕瘕，能引血药下行，腰腿之疾不可缺。

石斛　强阴益精，治脚膝软弱。

车前子　养肺益精。叶及根主衄血、瘀血、尿血、热痢。

川芎　治一切血，破瘕结宿血，养新血，衄血，吐

---

① 薄（bó 泊）：侵犯。《素问·六元正纪大论》："太过则薄所不胜而乘所胜也。"

血，溺血。上行头目，下行血海，通肝经。血中气药，治血虚头痛，妇人血闭无子。

当归　治血通用。和血补血，破恶血，大补不足，使气血各有所归。酒蒸，治血虚头痛，治温疟、虚劳寒热。

芍药　通顺血脉，抑肝缓中，补脾经血，散恶血，治血虚腹痛，及赤白痢。血虚寒人禁用。

红蓝花　多用破血，少用入心养血和血，与当归同功。

枸杞子　强阴益精明目，血虚用之。

酸枣仁　治心虚烦，振悸不得眠，敛虚汗，益肝助阴气。

黄柏　治鼻洪吐血、下血，补肾水膀胱不足，痿软瘫痪，女子漏下赤白。

山茱萸　补肾兴阳，秘精收脱，止小便，利腰膝，止女人月水不定。

桑根白皮　泻肺气有余，补肺金不足，喘嗽唾血痰血，崩中脉绝。

合欢　补阴最捷。

覆盆子　主男子肾虚精竭，阴痿。

阿胶　治肺虚极损，咳唾脓血，定喘，止血痢、内崩下血，能安胎。治劳极洒洒如疟状，腰腹痛，四肢酸疼，养肝益肺。

鹿茸　主漏下恶血、溺血，破留血在腹，散石淋，女人崩中，赤带下。

鹿角胶　主伤中劳绝，妇人血闭无子，止痛安胎，吐血下血，崩中，赤白淋露，折跌损伤。

诸血　生饮之，补人身血不足。

桑螵蛸　主男子虚损，肾衰阴痿失精，遗溺白浊，小便自利，女子血闭腰痛。

蛤蚧　治久肺劳嗽，传尸咳嗽，出血淋沥。

龟甲　主漏下赤白，破癥瘕痎疟寒热；大补阴血，去瘀血，续筋骨，治劳倦，补心血。

凉血止血行血药凡六十四种

丹参　养血，破宿血，生新血，止血崩、带下，调月经，安生胎，落死胎。

玄参　补肾气，明目，强阴益精，治产乳余疾，血闭坚瘕。

紫参　治肠胃大热，吐血衄血，肠中聚血及下痢，妇人血闭。

茅根　除瘀血、血闭、寒热，妇人崩中、带下。茅花亦主衄血、吐血。

艾叶　止下痢赤白，吐血、衄血、泻血，妇人漏血。安胎，止腹痛。

蒲黄　治吐、衄、唾、崩，肠风、血痢，尿血、扑血、血瘕、痔血，带下，月候不匀，产后诸血病。生用破血消肿，炒用止血补血。

续断　调血脉，治崩中漏血，尿血，跌伤恶血腰痛。

漏芦　止泄精，尿血，肠风。

地榆　治带下，月水不止，血崩，产前后诸血疾，肠风，血痢，赤白痢。

大蓟　止吐血、衄血、下血。

小蓟　专主血疾，治尿血、血淋极效。

牡丹皮　治肠胃积血不散，衄血吐血，女子经脉不通，血沥腰痛，产后冷热血气。

鸡冠子　止肠风泻血，赤白痢，妇人崩中、带下。

栝楼子　炒用止吐血、肠风泻血、赤白痢。

柴胡　在脏主血，妇人产前后必用之。入血药能调经，佐破血药能消血积。

黄连　止吐血，治久下赤白脓血、腹痛，为治痢疾之最。

黄芩　治下痢脓血，腹痛后重，身热；治肺有热，吐血衄血。酒炒上行，去上部积血。条实者安胎，补膀胱，滋化源。

葛根　生汁治胃热吐血。

白头翁　治赤毒痢，逐血止痛，金疮鼻衄。

大黄　下瘀血血闭寒热，破癥瘕。

萱草根　治大热衄血。

王瓜　主瘀血月闭寒热。

王瓜子　润心肺，肺痿吐血，肠风泻血，赤白痢。

连翘　通五淋及月经，治血证。为中使，地榆为下使。

槐花　主肠风泻血，赤白痢。

柏叶　主吐血、衄血、痢血、崩中赤白、尿血，补阴要药也。

楮叶　杵汁饮，主鼻衄。

淡竹叶　治咳逆上气，吐血。

竹茹　主吐血衄血，齿缝出血，崩中。

五加皮　治男子阴痿，小便遗溺，女人阴痒。又治多年瘀血在皮肌，风痹。

墨　入药能止血，及治血痢、产后血晕、崩中下血。

乳香　调血气，定诸经之痛。

椰子皮　止血，止鼻衄。

桃枭①　烧灰，止久吐血不愈。

棕榈子及皮灰　涩肠，止肠风、赤白痢、崩中带下。能养血，止鼻洪吐血。

樗白皮　主赤白久痢，痔疾泻血，女子血崩，月信多，带下。能缩小便。

莱菔根　治肺痿，止血消血。

韭汁　细细冷饮之，下膈间瘀血效。

荆芥　下瘀血，通利血脉。治产后血晕及妇人血

---

① 枭（xiāo嚣）：原作"鬼"，据《证类本草·桃枭》改。桃枭者，桃未成熟而干瘪如枭首者也。

风病。

水苏　主吐血、衄血，血崩、血痢。

木贼　治肠风下血，痔疾血出，止休息痢，月崩及月水不断。

藕　散血，消瘀血，破产后血闷。节捣汁，止吐血、衄血。

荷叶及房　破血。

酒　通血脉，活血。

醋　治产后并伤损金疮血晕，破癥块，妇人血气心痛。

禹余粮　治下赤白，血闭，癥瘕，大热。

芒硝　破留血，大小便不通，通月水。

五色石脂　主泄痢，肠澼脓血，阴蚀，下血赤白，吐血衄血，安心涩精。

盐　止齿缝中出血，咸走血也。

珊瑚　主宿血鼻衄，镇心止惊，明目。

桃花石　主大肠中冷，脓血痢。

代赭　主女子赤沃、漏下、带下，堕胎，血痹，血癜，脱精，尿血。

花乳石①　主金疮，止血疮。卒中金刀，刮末傅②之

---

①　花乳石：为花蕊石之异名。

②　傅：通“敷”，涂抹也。《后汉书·华佗传》：“既而缝合，傅以神膏。”

即合。

龙骨　主脓血、尿血、鼻血、吐血、女子漏下，止梦寐泄精。

牛角腮　下闭血、瘀血疼痛，妇人血崩带下。

犀角　解热毒，破血。

羚羊角　去恶血。

蚕退　主血风病，益妇人。治吐血衄血，肠风下血，带下，赤白痢，牙宣。

牡蛎　主女子带下赤白，除老血，软积痞，疗鬼交泄精，止小便。

鲫鱼　酿白矾烧灰，治肠风赤痢。

蟹　能散血。爪，主堕胎，破宿血。

乱发　补阴甚捷，止鼻衄、血闷、血晕、血痢、金疮。

人溺　主卒血攻心、扑损血、吐血、瘀血、鼻血。

破血消积血药凡三十二种

补骨脂　破血止血，补折伤骨碎血痛，亦入妇人血气药。

菴𦸸子　主五脏瘀血，身体诸痛，妇人月水不通。

蒺藜子　破恶血癥结，泄精溺血。

天名精　主瘀血血癥欲死，下血止血。

刘寄奴　破血下血，产后余疾，心腹痛。

茜根　治六极伤心肺，衄血吐血，下血尿血，扑损瘀血，去诸死血。

郁金　破血积，凉心止血，血淋尿血，女人宿血，心气痛。

姜黄　破血，通月经，治扑损瘀血，产后败血攻心。

延胡索　破血，治月经不调，血结块，心腹痛，腰痛，崩中淋露，因损下血，产后诸血病晕，暴血上行。

京三棱　治老癖癥瘕，妇人血脉不调，心腰痛，落胎，消恶血，破血中之气。

蓬莪茂　治妇人血气痛，破疝癖，通月经，消瘀血，破气中之血。

败酱　破多年凝血，能化脓为水，催生落胎，及产后诸病。

干漆　消瘀血，破癥瘕，女子经脉不通，血气心痛。

枳实　治心下痞，去脾经积血。

巴豆　通女子月闭，破癥瘕。

秦椒　主女人月闭，产后恶血痢，并多年痢。

麒麟竭　破积血，止痛，打伤损折，内伤血聚。

没药　破血，治打扑损折，血滞肿痛不可忍，妇人产后血气痛。

虎杖根　通月水，破留血癥瘕，扑损瘀血。

山楂子　消滞血，治妇人儿枕痛。

苏方木　消扑损瘀血，妇人血气心腹痛，月候不调，及血噤血晕，产后血胀闷[①]欲死。

桃仁　主癥瘕瘀血，血闭结，血燥大便难，通月水，止痛，破滞血，生新血。

麻子　润大肠血燥，破积血，治横产及产后余疾。花，治妇人月经不通，及诸风恶血。根汁，主瘀血，石淋，产难，带下，崩中，扑损瘀血。

大麦芽　行上焦滞血，并破宿血。

自然铜　治折伤，散血止痛。

砺石　破宿血，下石淋。

木虻　逐瘀血血闭、癥瘕寒热，无子，通利血脉。

蛴螬　主恶血、瘀血、月闭，破折血在胁下坚满痛。

鼠妇　主气癃，妇人月闭血癥，痫痓寒热。

水蛭　主逐恶血、瘀血，月闭，破血癥、积聚，无子。

治痰门

痰属火属湿，故治痰多寒药、燥药。

治热痰虚痰药凡二十七种

天门冬　治咳逆，消火痰，清肺。

知母　润肺，消痰，止嗽。

黄芩　泄肺火，消膈上热。痰因火动，假[②]治以降

---

① 闷：原作“闲”，据《证类本草·苏方木》引《唐本草》改。

② 假：通“借”，《孟子·尽心上》：“久假而不归。”

火也。

黄连　治中焦热痰，恶心，兀兀欲吐。恶心欲吐者，痰也。

栝楼子　润肺降痰，胸有痰者，以肺受火逼，失降下之令，得甘缓润下之剂，则痰自降。治嗽之要药也。

青黛　收五脏郁火，消热痰。

桔梗　下肺气，消痰涎。

柴胡　去诸痰热结实，积聚寒热，推陈致新。

前胡　主痰满，胸胁中痞，寒热，推陈致新。

茵陈蒿　化痰利膈，行滞气。

白前　消痰止嗽，保定肺气。

贝母　润心肺，消痰开郁，治腹中结实，心下满，咳逆上气。

款冬花　润心肺，消痰止嗽，治涕唾稠粘，肺痿肺痈。

紫菀　治肺痿唾脓血，消痰止嗽。

马兜铃　治肺热咳嗽，痰结喘促。

兰草　除胸中痰癖，散久积陈郁之气。

连翘　消痰结。

淡竹叶　主胸中痰热咳逆。

桑白皮　消痰，去肺中水气。

竹沥　消虚痰。痰盛之人，气虚少食者用之；痰在四肢，非此不开。

荆沥　除痰唾，治头旋目眩，心头漾漾欲吐，痰盛人，气实能食者宜用之。

苦茗　去痰热渴。

诃梨勒　泄逆气，消火痰，止嗽。

五倍子　噙口中，治顽痰有功。

苏子　润心肺，消痰气。

乌梅　下气去痰。

恶实　治喉痹，风热痰壅，咽膈不利。

治湿痰行痰药 凡十五种

白术　治脾胃湿痰，怠惰嗜卧，除胃中热，消虚痰。

苍术　治湿痰痰饮成窠囊。

茯苓　消膈中痰水，肺痿痰壅。

枳壳　化痰涎，利胸膈。

枳实　主胸膈痰癖，逐停水，泻痰，能冲墙壁。

橘皮　除膈间痰热，导滞气。去白，理肺降痰。

木瓜　下气，降痰，止唾。

大腹皮　下气，治痰膈醋心。

葶苈　治肺痈咳逆，喘促痰饮。

甘遂　主留饮，水结胸中。

莞花　治留癖、痰饮，咳逆。

芫花　主咳逆喉鸣，消胸中痰水喜唾。

旋覆花　主结气痰饮，胁下满，消胸上痰结，唾如胶漆。

槐实　止涎唾。

续随子　除痰饮积聚，利大小肠。

治寒痰风痰药<small>凡十六种</small>

生姜　治痰嗽，止呕吐。呕吐者，痰也。

细辛　破寒痰，开胸中滞。

半夏　消痰涎，止呕吐。治胸中寒痰痞塞，太阳痰厥头痛。

南星　除风痰麻痹，利胸膈。

厚朴　消痰下气。

天雄　通九窍，利皮肤，消风痰。

乌头　主风寒咳逆，消胸上冷痰。

益智子　治胸受寒邪，止呕哕，摄涎唾。

威灵仙　去腹内冷滞，心膈痰水久积。

神曲　开胃消食，主胸膈痰逆。

巴豆　破留饮痰癖。

砒霜　主诸疟，风痰在胸膈。可作吐药。

大麦芽　化食消痰。

莱菔子　治喘嗽。水研服，吐风痰。

藜芦　吐膈上风痰，暗风痫病。

白芥子　治胸膈冷痰，痰在胁下、痰在皮里膜外者，非此不达。

消克痰积药<small>凡十四种</small>

大黄　下留痰宿饮。

槟榔　逐水，除痰癖。

山楂子　消食积痰。

射干　治咳唾、喉痹咽痛，行太阴、厥阴之积痰，使结核自消。凡结核不痛，皆痰也。

矾石　消痰止渴，治痰壅。

芒硝　下痰实痞满。

玄明粉　去肠胃宿垢，软积消痰。

卤咸　消痰，磨积块。

蓬砂　消痰止嗽，破癥结。

青礞石　治食积，痰不消。

蛤粉　坠痰软坚，热痰能降，湿痰能燥，结痰能软，顽痰能消。

食盐　吐胸中痰癖。

瓜蒂　吐惊痫喉风，痰涎壅塞。

常山　主温疟，胸中痰结，吐逆。

治疮门

疮属热属毒，故宜苦寒药及解毒药；亦因气逆血滞，宜用行气活血药。

泻火解热药<small>凡三十五种</small>

天门冬　治肺痿生痈，吐脓血。

麦门冬　治肺痿吐脓。

薏苡仁　治肺痿肺痈，吐脓血。

桔梗　治肺痈，排脓养血，补内漏。

升麻　主风肿，痛，喉痛，口疮，肺痿肺痈，咳嗽脓血。疮家圣药。

款冬花　治肺痿肺痈，吐脓血。

葶苈　治肺痈，喘不得卧。

黄芪　主痈疽、久败疮，排脓止痛，大风癞疾，五痔鼠瘘，治脾胃虚弱疮疡，血脉不行，内托阴症疮疡必用之。

甘草　主金疮肿，解毒，消疮疽，与黄芪同功。节，生用，消肿导毒。

丹参　主恶疮、瘿赘、肿毒，排脓，止痛生肌。

玄参　散颈下核，痈肿。

黄连　治诸疮肿毒必用之。

黄芩　主丁疮、乳痈、发背、恶疮、疽蚀、火疮。

防己　散痈肿恶结，诸蜗疥癣，虫疮。

栝楼根　主乳痈发背、痔瘘疮疖。消肿排脓，生肌长肉。

苦参　除痈肿，杀虫，疮疥赤癞。

大黄　傅贴一切疮疖痈肿。

芦荟　主痔病、疮瘘、蜃齿，癣在颈项间延耳颊。

紫草　发疮疹①不出。

---

① 疹：原作"疽"，据《证类本草·紫草》引《图经》改。

芒硝　消肿毒，排脓软坚。

通草　散痈肿诸结不消，及金疮、恶疮、喉痹、鼠瘘、䐈鼻、息肉。

连翘　主寒热鼠瘘、瘰疬，痈肿恶疮，瘿瘤结热。

栀子　主面赤，酒疱䐈鼻，白癞赤癞，疮疡。

柏木　主阴阳蚀疮，男子茎上疮。又蜜炙为末，治口舌疮；又配细辛，治口疮神效。

苦竹叶　卒得恶疮不识，烧叶和鸡子黄涂之。

茶叶　主瘘疮、诸烂疮及汤火疮。

景天　主大热火疮，金疮止血，风疹恶痒，热毒丹肿，小儿赤游丹毒。

蓝汁　主金疮血闷，丁疮肿毒，游风热肿。

青黛　傅热疮、恶肿、金疮。

王瓜　治诸邪气，热结鼠瘘，散痈肿留血。

萱草根　治破伤风，酒煎服。

苎根　捣傅诸痈疽发背、发乳房。

甘蕉根　捣傅痈肿结热，发背诸毒。

白鲜皮　治风疮疥癣赤烂，眉发脱脆。

行气开滞辛温药 凡三十九种

可以外傅涂洗。

菖蒲　主痈肿发背，疥瘙。杀诸虫，遍身热毒，疮痛不痒。

独活　主风寒所击，金疮止痛，下乳结，消死肌。

细辛　主喉痹、齆鼻，止痛。

麻黄　消赤黑斑毒。

防风　主敷乳，金疮在身半已上者须用之。

白芷　主乳痈，发背，瘰疬，肠风，痔瘘，一切疮疥。排脓止痛生肌。

天麻　主热毒痈肿。苗名赤箭，治同。

菓耳实　主恶肉死肌，瘰疬，疥癣瘙痒。

附子　为末作饼，灸年久冷漏疮；又醋调涂丁肿。

乌头汁　主瘘疮，疮根结核，瘰疬毒肿。

侧子　主痈肿、鼠瘘，及遍身风癞。

天雄　治金疮。

半夏　涂消痈肿。

南星　消痈肿，散金疮瘀血，疥癣恶疮，破伤风。

何首乌　主瘰疬，消痈肿，疗头面风疮、五痔。

白附子　主疥癣风疮。

木香　治痈肿毒。

茴香子　治恶毒肿毒。

沉香　疗风水肿毒。

蛇床子　主妇人阴中肿痛，男子阴痿湿痒，恶疮湿癣。

白药　主金疮，生肌，诸疮肿毒不散。

白蔹　主痈肿诸疮，散结气止痛，杀火毒，治汤火疮、刀箭疮。

白及　主痈肿恶疮，败疽伤，死肌、白癣、疥虫。

杉材　疗漆疮。

乌药　主痈疖疥癞。

藿香　疗风水毒肿。

蜀椒　洗漆疮。

紫真檀　主恶毒风毒，醋和涂之。末傅金疮，止血止痛。

乳香　疗风水肿毒，治诸疮，调血气，定诸经之痛。煎膏，止痛长肉。

巴豆　去恶肉，排脓消肿，箭镞入骨不可拔。

皂荚　煎膏贴一切肿毒，止疼痛。角针，治疮药中用之，直达疮所。又米醋煎嫩刺作浓①煎，傅疮癣奇效。

莱菔子　醋研抹涂，消肿毒。

荆芥　杵末醋和，封风毒丁肿。

芥子　醋研，傅游肿诸毒及麻痹。

蓼实　主痈疡、瘰疬。

葱茎　罨②金疮水入，软肿痛。

薤　主金疮疮败，诸疮中风寒水肿，生捣热涂之。与蜜同捣，涂汤火疮。

葫　主散痈肿䘌疮，切作片，贴肿头中心，炷艾灸其上。

活血行血药凡四十二种

川芎　主痔瘘、脑痛、发背、瘰疬、瘿赘，排脓消瘀长肉。

当归　主恶疮疡，金疮，煮饮之。

芍药　消痈肿，发背，痔瘘。

菊叶　治丁①肿垂死。冬用根。

牛膝　主金疮痛，及卒得恶疮不识。又治竹木刺入肉。

红花　苗，生捣傅游肿；亦取汁服，治一切肿。

牡丹　治痈疮，排脓止痛。

鳢肠　傅针灸疮发红，血不止。

郁金　治金疮，生肌，消痈肿。

姜黄　同上。

莎草根　醋煮，罯妇人乳肿痛。

地榆　治金疮，除恶肉，蚀脓；诸瘘恶疮热疮，可作金疮膏。

茅针　生捣，傅金疮、恶疮；肿未溃者，煮服之主溃。

艾叶　主五痔，下部䘌疮。

大蓟　疗痈肿恶疮。

续断　主调血脉，痈伤折跌，续筋骨；金疮血内漏，

---

① 丁：通"疔"，指疔疮。《素问·生气通天论》："高粱之变，足生大丁。"

止痛生肌。

漏芦　主恶疮、疽痔、乳痈，治扑损，续筋骨，傅金疮，止血长肉。

天名精　治金疮折伤。

苏方木　破血排脓，止痛，消痈肿。

麒麟竭　主金疮折伤，生肉。

无名异　主金疮折伤内损。

没药　主金疮、杖疮，诸恶疮、痔漏。

花蕊石　主金疮。

藕　罨金疮，散血。

山楂子　催疮痛，消滞血。

醋　消痈肿，敛咽疮，治金疮血晕；又浸黄柏含之，治口疮。

龙骨　主肠痈，内疽，阴蚀。

鹿角　主恶疮痈肿。

马兜铃　主血痔瘘疮。

鸡冠子　治白癜风，诸疮。

虎骨　治恶疮鼠瘘。膏，主狗啮疮，头秃疮。

牡蛎　主瘰疬，痈肿，喉痹，鼠瘘。

文蛤　主恶疮蚀，五痔，鼠瘘，痂蚀口鼻。

龟甲　主五痔，阴蚀，女子阴疮。

鳖甲　消疮肿，阴蚀，五痔，阴头痈。

乱发　治破伤风。

人溺　淋，打扑杖疮，及蛇犬等咬。

桑白皮　作线缝金疮，更以热鸡血涂之。

铜青　合金疮，止血。

桑皮中白汁　涂金刀所伤，更剥白皮裹之。

自然铜　疗折伤，续筋骨。

解毒攻毒药凡一百四十五种

茺蔚子　捣傅丁肿、乳痈；绞汁服，消丁肿、诸恶毒肿。

瞿麦　出刺，决痈肿、排脓。

百合　主喉痹、发背，及诸疮肿。

石韦　治发背甚效，炒末，酒调服。

芫花　主痈肿。根，疗疥疮。

商陆　傅痈肿恶疮，治石痈坚如石，作脓。

荠苨　封丁肿。

蚤休　主阴疮、阴蚀。

络石　主风热死肌，痈伤，痈肿①不消，喉舌肿，水浆不下。刀斧诸疮，封之立瘥。

营实　主痈疽恶疮结肉，跌筋败疮，热气阴蚀，头疮白秃。根，治疽癞诸疮，金疮伤挞。生肉复肌。

败酱　主暴热火疮，赤气疥瘙，疽痔，痈肿结热。治腹痛，下脓，能破多年凝血，化脓为水。

---

① 肿：原作"种"，据《证类本草·络石》引《本经》改。

恶实　主风毒肿，疮疹，喉痹，牙痛，头面肿。吞一粒可出痈头疮。根，亦主风毒痈疮。根叶，共捣，入盐少许，封热毒，傅杖疮、金疮，永不发。

金星草　主痈疽发背，疮肿结核。

茼茹　主蚀恶肉败疮死肌，杀疥虫，排脓。

紫葛　主痈疽恶疮，醋和封之。

蒲公草①　主乳痈肿，傅疔肿诸疮及恶刺，化热毒，消结核。

牙子②　主疥瘙、恶疡、疮痔。

鸭跖草　主疔肿，痈疽，小儿丹毒。

苘实　吞一枚，破痈肿。

合欢皮　煎膏，消痈肿，续筋骨。

百草灰　主脓鼻③及金疮。

榆皮　消肿毒，涂诸疮。实，亦涂诸疮癣，小儿头疮。

白棘　主痈肿，溃脓止痛。

木鳖　消结肿恶疮，生肌，肛门肿痛。

冬葵子　水吞三五粒，溃痈肿，便作头脓。根，主恶疮。

蜀葵　治恶疮，散脓血恶汁。叶，烧为末，傅金疮；

---

① 蒲公草：蒲公英之异名。
② 牙子：狼牙之异名。
③ 脓鼻：原作"腋鼻"，据《本草纲目·百草霜》"附方"有治"鼻疮脓臭"者，可知"腋"乃"脓"之写误，故改之。

捣碎，傅火疮。花，治一切疮疥。

黄蜀葵花　疮家要药。主诸疮，脓水久不瘥。

马齿苋　破痈疮，和梳垢，封疔肿；又烧灰和醋封
之，即根出；又傅豌豆疮；又涂风疮、白秃、湿癣、杖
疮、多年恶疮。

苦苣　取茎中白汁，傅疔肿，出根；又滴痈上，
立溃。

蘩蒌　主积年恶疮不愈，神效。

胡麻　生者，摩涂疮肿，生秃发，疗金疮止痛；咀
嚼，涂小儿头疮，及浸淫恶疮，妇人阴疮。

白麻油　煎沸，对和酒，温服取微汗，治痈疽、发
背、肿毒；煎膏，生肌长肉，消肿痛。

生大豆　涂疮肿。

豆豉　捣末，傅恶疮。

赤小豆　排痈肿脓血；水和涂，消毒气；和鸡子白
调，涂热毒。

云母　傅金疮并一切恶疮，又治风疹遍身。

丹砂　治疮疡疥瘘。

石胆　主金疮、鼠瘘、恶疮。

五石脂　主痈肿、疽痔、恶疮、头疡疥。

白石英　治肺痿、肺痈吐脓。

紫石英　散痈肿。

绿矾　治喉痹，虫牙，口疮，及恶疮疥癣。

轻粉　主瘰疬，杀疮疥癣虫，及酒齄鼻，风疮燥痒。

水银　主疥、瘘、痂疡、白秃。

铁锈　和油涂恶疮、疥癣。

磁石　消痈肿、鼠瘘、项核。

伏龙肝　消痈肿毒气。

密陀僧　主五痔、金疮、口疮。

石灰　主疽疡、疥瘙、热气、恶疮、癞疾、死肌，治金疮。

姜石　主豌豆疮、丁肿等毒。大凡石类，多治痈疽。

熊脂　主头疡、白秃、面皯疱。胆，治恶疮、久痔。

犀角　治发背、痈疽、疮肿，破血化痰。

兔脑髓　涂冻疮。

牡狗胆　傅痂疡、恶疮。头骨，主金疮，烧灰傅之。附骨疽、鱼眼疮，烧烟熏之。

马溺　洗头疮、白秃。

雄雀屎　决痈疖，立溃。

白虫蜡　外科要药。

露蜂房　主肠痔①、毒肿、乳痈。

蜣螂　治丁疮、恶疽、鼠瘘，出痔虫及箭镞入骨、沙尘入眼。

牡鼠　疗踒折，傅汤火疮，医针人针折在肉中，箭镞

① 痔：原作"痔"，据《证类本草·露蜂房》引《本经》改。

刀刃在隐处。

白僵蚕　治男子阴疡，封丁肿根出，傅刀斧所伤，一切金疮。

原蚕蛾　治金疮、冻疮、汤火疮。

蚕退　傅丁肿疮、牙宣、牙痛、口疮。

虾蟆　主痈肿、阴疮、癣、鼠瘘、虫食下部，猘犬①伤。

蟾酥　治痈疽、疔肿，及牙齿缝出血；又火煅升，能发疮毒从汗孔中出。

蛞蝓　和蛤粉傅发背。

蚌　醋调傅痈肿。

蝼蛄　出肉中刺，溃痈肿恶疮。

水蛭　吮痈肿、肿毒。

人尿　傅疔肿。

粪清　治恶疮。

夜明沙　治瘰疬。

贝母　主喉痹、乳痈、金疮，项下瘿瘤疾，敷恶疮、人面疮，敛疮口。

白头翁　主瘤气、项下瘿疬及金疮。

狼毒　主恶疮、鼠瘘。

通脱木花上粉　诸疮瘘、恶疮、痔疾，取粉纳疮中。

---

① 猘犬："猘"原作"制"，据《证类本草·虾蟆》引《本经》改。猘犬，疯狗。

蓖麻子　主疮疡、疥癞，取油涂之，捣傅肿毒疼痛，又治瘰疬。

王不留行　主金疮止血，逐痛出刺，风毒风疹、痈疽恶疮、瘘乳毒疮。

草蒿　治疥瘙痂痒、恶疮，生捣傅金疮，止痛生肉。

藜芦　主头疡头秃，疥瘙恶疮，及马刀烂疮，马疥癣。

羊蹄根　主头秃疥瘙，女子阴蚀，浸淫疽痔。

栗　生嚼傅瘰疬肿毒，小儿疳疮。

蛇含　主金疮、疽痔、鼠瘘、恶疮、头疡、丹疹。

山豆根　消疮肿，傅秃疮，治咽喉肿痛。

射干　主喉痹咽痛，散结气，消肿毒结核，治便毒。

谷精草　主喉痹、齿风痛，及诸恶疥。

夏枯草　主寒热瘰疬、鼠瘘、头疮、瘿气。

山慈菇根　主痈肿疮瘘、瘰疬结核等。又茎叶捣为膏，入蜜贴疮。

枫香　主瘾疹风痒，浮肿齿痛。外科之要药。

大枫子　主风疮、疥癣，杀虫。

槐实　治痔疮，又男女阴疮湿痒。

槐枝　洗疮及阴囊湿痒。

槐白皮　煎汤洗五痔及男子阴疝卵肿，又治一切恶疮疥癣。煎膏，止痛长肌，消痈肿。

松脂　主疽、恶疮、头疡、白秃、疥瘙、牙虫痛，抽诸疮脓血，生肌止痛抽风。松叶，主风湿疮。白皮，主火灸烂疮。

柏叶　灸署冻疮。

茄子根　主冻脚疮。

楝皮　治风疹、恶疮、疥癞、秃疮，煎汤洗。

青葙子　主恶疮、疥虫、痔，蚀下部䘌疮。

胡桃　取肉烧令黑末，断烟和松脂研，傅瘰疬疮。

海藻　主瘿瘤、气颈。下核，破散结气、痈肿。

昆布　主瘿瘤，聚结气，瘘疮。又癞卵肿。

大戟　治颈痈肿。

黄药根　主诸恶疮、瘘、喉痹。

柳花　主恶疮、金疮。絮，止血，贴灸疮。实，主溃痈，逐脓血。枝叶根皮，煎作膏，涂痈肿、疔疮、妒乳。

芜荑　治肠风、痔瘘、恶疮、疥癣。

仙人杖　烧末服，治痔疮。

五倍子　疗齿宣，疳䘌，风湿癣疮，瘙痒脓水，五痔下血，小儿鼻疳疮、口疮。

雄黄　主寒热鼠瘘，恶疮，疽痔，死肌，疥虫，䘌疮，鼻中息肉。

雌黄　主恶疮，头秃，痂疥，下部䘌疮。

矾石　主恶疮，瘰疬，疥癣，甲疽。

石硫黄　主妇人阴蚀，疽痔，恶血及下部䘌疮，杀疥虫，除头秃。

礜石　主寒热鼠瘘，蚀疮，死肌，鼻中息肉。

狸头骨　治鼠瘘，恶疮，痔疮。

啄木鸟　主痔瘘，牙齿疳䘌，蚛牙。

猬皮　主五痔、阴蚀。

蛴螬　傅痈疽，痔漏，恶疮。又治喉痹。

蛇蜕　主肠痔，疗诸恶疮。

鳗鲡鱼　主五痔疮瘘，杀虫。

鳗鲡甲　主痔漏、恶疮、疥癣、蚁瘘、吹乳痛。

乌贼鱼骨　治疮多脓汁不燥，傅丈夫阴头痈。

斑蝥　主鼠瘘、疥癣、瘰疬、恶疮、疽蚀。

蜘蛛　主瘠，疣，发背，鼠瘘，肿核痛。

乌梅　去死肌、青黑痣。烧灰、末，傅一切恶疮肉出，恶肉立尽。

白梅　傅刀箭伤，止血。刺在肉中，嚼封之即出。乳痈、肿毒，杵烂贴之。

杏仁　烧令烟未尽，研如泥，物裹纳女子阴中，治虫蛆。

石蟹　治漆疮，消痈肿。

蟹　主漆疮。脚中髓并壳中黄，熬末，纳金疮中，能续断筋。

獭　主鱼脐疮。

治毒门

解毒药 凡八十种

甘草　解百药毒，饮馔中毒，中虫毒。

葛根　解诸毒，酒毒。

葛粉　主丹石毒，解鸩毒。

蓝实　解诸毒，杀虫蛇、痒鬼，螫毒。叶汁，杀百药毒、毒药毒、箭毒，治①鳖瘕，虫蛇伤，蜘蛛、蜂螫毒。

青黛　解诸药毒，蛇犬等毒，杀恶虫，物化为水。

大青　解金石药毒。

百部　治疳、蛔及传尸骨蒸劳，杀寸白、蛲虫。去虱，洗牛犬虱，一切树木蛀，杀蝇蠓。

苎根　署毒箭，蛇虫咬。

麻汁　解蚕咬毒。

白兔藿　主蛇、虺、蜂、虿、猘狗、菜、肉、蛊毒，鬼痒、风痒，诸大毒不可入口者，皆消除之。

荠苨　解百药毒，杀虫毒，蛇虫咬，署毒箭。

蚤休　主惊痫癫疾，去蛇毒，解百毒。

桂　杀草木毒。

干苔　下一切丹石，杀诸药毒，杀木蠹虫。

山豆根　解诸药毒，杀虫，寸白虫。

蒲公草　解食毒。

---

① 治：原作"刺"，据文义改。

葱　杀百药毒，罨虫伤、蚯蚓毒。

千金藤　主中恶、天行、蛇虫毒，药石①发癫狂。

葫　辟瘟疫气，肿气，蛊毒，蛇虫，溪毒。

生大豆　杀鬼毒、乌头毒，诸药毒。

白扁豆　杀一切草木及酒毒、河豚②毒。

绿豆　治丹毒，药石发动。

酱　杀百药热疮及火毒、蛇虫、蜂虿等毒。

水银　杀虱，杀金银铜铁毒。

铁浆　解诸毒入腹，蛇犬虎狼恶虫毒。

铁锈　主蜘蛛虫等咬。

粉锡　主伏尸、毒螫，杀三虫，去鳖癥。

石蟹　解一切药毒，并虫毒。

地浆　解虫诸毒烦闷，山中毒菌，枫树上菌。

腊雪　解一切毒，瘟疫气，丹石发动。

白鸭屎　杀石药毒，傅蚰蜒咬疮。

鸬鹚　主岭南野葛菌毒、生金毒，及瘟瘴。

鳗鲡　杀诸虫、诸草石药毒。熏下部虫，妇人产户疮，虫痒。断蛀虫及白鱼诸虫咬衣服，熏诸竹木蛀虫。又烧之于室中，能辟蚊虫。

茜根　治中蛊毒。

景天　主诸蛊毒。

---

①　石：原作"不"，据《证类本草·千金藤》引陈藏器改。

②　豚：原作"肫"，据《证类本草·扁豆》引苏颂改。

紫菀　去蛊毒。

桔梗　去中恶，下蛊毒。

大戟　主蛊毒。

芫花　主蛊毒鬼疟，杀虫鱼。

藜芦　主蛊毒，杀诸虫毒。

连翘　治蛊毒。

瓜蒂　杀蛊毒。

蛇蜕　主蛊毒、蛇痫，辟恶。

决明子　解蛇毒。

天南星　治蛇虫咬。

牙子　治蛇毒。

榧实　去三虫、蛊毒。

蛇含　主蛇虫蜂虿咬。

桑叶　治蛇虫、蜈蚣咬。桑白汁，同上。

乌桕木　解蛇毒。

蜀椒　治蛇入口中不得出。

黄药根　主蛇、犬咬毒。

水蓼　傅蛇咬。

矾石　治蛇咬、蝎螫。

韭　治中恶腹胀，狂犬咬，蛇虺虫毒。

知母　治溪毒大胜，兼辟射工。

鹅毛及血　主射工水毒。

芦根　解食鱼、蟹中之毒。

紫苏　煮汁饮，治蟹毒。

松脂　杀牙虫。

干漆　去蛔，杀三虫。

槟榔　杀三虫、伏尸、寸白虫。

楝实　杀三虫。

巴豆　杀腹脏虫，除鬼毒蛊疰邪物，杀虫鱼、斑蝥、蛇虺毒。

吴茱萸根　杀三虫，下寸白虫。

芜荑　去三虫、寸白虫。

雷丸　杀三虫，逐毒气、蛊毒。

樗木根叶　杀口鼻中疳虫、蛔虫。

石榴东行根　治蛔虫、寸白虫。

长石　下三虫，杀蛊毒。

杏仁　治女子阴中蛆虫①。

白麻油　治发瘕，蚰蜒入耳。

梳篦　主虱病如癥瘕。

象牙　主诸铁及杂物入肉，喉中刺。

鸬鹚头　主鲠及噎。

蜘蛛　主蝎螫、蛇啮、蜂及蜈蚣毒。

栗　生嚼，罯，可出箭头刺。

浣裈汁　解毒箭。

① 虫：原作"蛊"，据《证类本草·杏核仁》引孟诜改。

解毒兼治邪药①凡四十种

邪亦毒类，故附之。

升麻　解百毒，杀百精殃鬼②，辟瘟疫瘴气，邪气蛊毒，中恶腹痛。

天麻　主诸毒，恶气，鬼疰，蛊毒。

赤箭　主杀鬼精，蛊毒，恶气。

阿魏　治传尸，邪鬼，蛊毒。

石龙刍　主鬼疰，恶毒，蛇虫。

商陆　杀鬼精物，泻蛊毒。

钩吻　杀鬼疰，蛊毒，鸟兽。

常山　治鬼毒，鬼蛊。

蜀漆　主蛊毒、鬼疰。

狼毒　主鬼精、蛊毒，杀禽兽。

续随子　主蛊毒、鬼疰。

鬼臼　主蛊毒、鬼疰、精物，辟恶气不祥，解百毒。

卫矛　杀鬼毒、蛊疰，中恶腹痛。

乌药　主中恶腹痛，蛊毒，疰忤，鬼气，猫犬百病。

皂荚　杀精物劳虫，鬼魇不悟卒死，卒头痛。

酒　主杀百邪，恶毒气。

社酒　喷四壁去蚊。

---

① 药：原作"毒"，据原目录改。
② 鬼：原作"儿"，据《证类本草·升麻》"主治"引《本经》改。

糟　傅蛇蜂毒。

食盐　主杀鬼蛊、邪疰、毒气，洗沃中蚯蚓毒。

雄黄　主中恶、蛊毒腹痛。杀精物、恶鬼、邪气，及百虫蛇虺毒。胜五兵，佩之鬼神不能近。

代赭　主鬼疰、蛊毒。杀精鬼、恶鬼。

麝香　辟恶气，杀鬼精物、温疟、蛊毒、痫痓、凶邪鬼气。

犀角　主百毒、蛊疰、邪鬼、瘴气，杀钩吻、鸩羽、蛇毒，山瘴溪毒，除邪，不迷惑、魇寐。

羚羊角　主蛊毒，恶鬼不祥，治山瘴。

羖羊角　主蛊毒。烧之，辟恶鬼、虎狼、虫蛇。

青羊肝、胆　主蛊毒。

败鼓皮　主蛊毒，能言蛊主名。

丹雄鸡　杀毒，辟不祥。冠血，百虫入耳中，滴之即出。

燕屎　主蛊毒、鬼疰，逐不祥。

斑蝥　主寒热、鬼疰、蛊毒。

鹊巢　多年者，主癫狂、鬼魅及蛊毒。

蜣螂　主大人癫疾狂易，出痔虫。

露蜂房　主惊痫、寒热邪气，癫疾，鬼精、蛊毒。又治蜂毒、肿毒。

蜈蚣　主鬼疰、蛊毒，诸蛇虫鱼毒，杀鬼物、老精，治疟，去三虫。

白颈蚯蚓　主蛇瘕，去三虫、伏尸、鬼疰、蛊毒，杀长虫。其屎，封狂犬伤毒，出犬毛神效。

贝子　主鬼疰、蛊毒。

头垢　治中蛊毒及蕈毒，百邪鬼魅。

人屎　主天行热狂，解诸毒。

治邪药凡四十二种

菖蒲　治中恶与卒死鬼击。

卷柏　镇心，治鬼邪啼泣。

丹参　治中恶、百邪鬼魅，腹痛。

艾实　治百恶鬼气。

白薇　治狂惑邪气，忽忽不知人。

防葵　治鬼疟、癫痫、惊邪、狂走。

百合　主邪气腹胀心痛，通身疼痛，百邪鬼魅，涕泣不止，狂叫惊悸。杀蛊毒。

海藻　主辟百邪鬼魅。

草蒿　主鬼气、尸疰、伏连。

徐长卿　主鬼物百精，蛊毒，疫疾，邪恶气，瘟疟。

苏合香　主辟恶，杀鬼精物、蛊毒，去三虫。除邪，令人无梦魇。

安息香　主鬼疰、邪气，魍魉、鬼胎、蛊毒。烧之，去鬼来神，辟恶气。

桃花　杀疰恶鬼，下三虫。桃枭，杀百鬼精物，五毒不祥，中恶腹痛。桃蠹，杀鬼，邪恶不祥。叶，除尸虫，出疮中蛆①。桃符，主精魅邪气，煮汁饮之。

丹砂　杀精魅，邪恶鬼。

灵砂　同上。

砺石　主鬼物恶气。

半天河水　主鬼疰狂邪，气恶毒。

龙骨　主心腹鬼疰，精物老魅。

龙齿　主癫疾狂走，杀精物、蛊毒。

牛黄　主惊痫邪癫，除邪逐鬼。

鹿角　治妇人梦与鬼交，服之即出鬼精；又妖魅猫鬼人不肯言鬼者，服之即言实。

虎骨　主邪恶气，杀鬼疰毒。爪，辟恶鬼。

白马悬蹄　主惊邪，辟恶气、鬼毒、蛊疰、不祥。

白狗血　主癫疾及鬼击之病。

雄狐粪　烧之辟恶。头，烧之辟邪。心肝，生服治狐魅。

狸骨　主风疰、尸疰、鬼疰。粪，主寒热鬼疟。

豚卵　主惊痫、癫疾，鬼疰、蛊毒。

野猪黄　主癫痫、鬼疰。

獭肝　主鬼疰、尸劳一门相染者，又治蛊毒。

膃肭脐　主鬼气疰，梦与鬼交，鬼魅狐魅，中恶邪气。

---

① 蛆：原作"疽"，据《证类本草·桃核仁》"叶主治"引《别录》改。

蛤蚧　主久肺劳嗽、传尸，杀鬼物邪气。

蟹　令败漆烧之致鼠。

鲮鲤甲　主五邪鬼魅，惊啼悲伤，山瘴疟。

死人枕　治尸疰，腹中石蛔，邪气入肝，多见鬼物。

妇人门

补虚调经安胎药凡四十一种

川芎　治血闭无子，验妇人胎有无①。见血门。

当归　主漏下绝子，产前后备急不可缺。

芍药　见血门。

地黄　见血门。

续断　治乳难，产前后一切病，及子宫久冷无子。

艾叶　治漏血，安胎，止腹痛，辟风寒，暖子宫，使人有子。

香附子　妇人要药。

柴胡　产前后调经必用之药。

胡黄连　治胎蒸、虚惊。

生葛汁　治妊娠热病心闷。

黄芩　条实，主妊娠安胎之圣药。治胎热，能清血故也。

芦根　治妊娠人心热。

萱花根　怀妊佩之，反女为男。

---

① 无：原作"余"，据《证类本草·芎䓖》引《灵苑方》改。

大蓟根　主女子赤白沃，安胎。

黄柏　治漏下赤白，阴伤蚀疮。

石南　养肾气。不可久服，令思男。

卷柏　治阴中寒热痛，癥瘕，血闭绝子。生，破血；炙，止血。

白鲜　治阴中肿痛。

白蔹　同上。

淡竹沥　治怀妊人头旋倒地。安胎，治子烦。

桑耳　黑者主漏下赤白汁，血病，癥瘕，阴痛，阴阳寒热，无子。

桑上寄生　主崩中不足，怀妊漏血不止，产后余疾，下乳汁。

蜀葵花　赤治赤带，白治白①带，又能催生落胎。

马齿苋　止赤白带。

白扁豆花　主赤白带。

青黄二石脂　主女子崩中、带下百病。

紫石英　补不足，主风寒在子宫，十年无子。

阳起石　见血门。

伏龙肝　主崩中、吐血，妊娠时疫热病，令胎不坠。

阿胶　治下血，安胎补虚，血虚而胎不安者，须豊②。

羚羊角　去恶血，产后血冲心烦闷。

---

① 白：原无，据《本草集要》补。
② 豊：疑作"用"。

鹿茸　治崩中、赤白带下。

鹿角胶　主血闭无子，安胎止痛。又治梦与鬼交，取末和酒调服，即出鬼精。

牡狗阴茎　除女带下十二疾。

狐阴茎　主绝产、阴痒。

露蜂房　治崩中漏下赤白，无子。

蚕退　主血风病，益妇人。

鲤鱼肉　安胎，治怀妊身肿。

鳖甲　主漏下五色，羸瘦，堕胎。

龟甲　见血门。

理产和血行气药 凡四十五种

茺蔚子　治产前后诸疾，行血养血，难产。苗，绞汁服，治子死腹中。

车前子　治产难，为末，酒调服。

贝母　治产难及胞衣不出。

红蓝花　主产后血晕口噤，腹内恶血绞痛，胎死腹中。

苎根　治妊娠胎动不安，胎①漏下血，产前后心烦闷。

苎麻　产妇枕之，止血晕；安脐上，止产后腹痛。

通草　治血闭，催生，堕胎，下乳。

酸浆草　产难，吞其实。

---

① 胎：原脱，据《本草集要》补。

槐实　堕胎，催生同。

槐皮　煎汤洗阴疮湿痒、产门痒痛。

紫葳　主产乳余疾，癥瘕血闭，寒热嬴瘦。养胎，治血中痛之要药。

卫矛　主崩中下血、腹满、妇人血气大效，能落胎。

冬葵子　催生，治产难，下乳汁。

瓜蒌子　下乳汁。

荆芥　治产后血晕口噤，中风身强直，妇人血风等病，为要药。

黑大豆　主产后中风，虚热、血病。

蘩蒌蒿　主破血，宜产妇。

秤锤　主产难及胞衣不下、儿枕痛。烧令赤，投酒中热服。

古文钱　治横产，心腹痛，月膈①，五淋，烧醋淬用。

铜青　主血气心痛。

滑石　主乳难。

石燕　难产，两手各握一枚。

羚羊角　散产后血冲心烦闷，烧末，酒服。

羖羊角　治产后余痛。

兔头骨　主难产，催生。并产后胎衣及余血不下。肉，妊娠忌食。

---

①　月膈：原作"目隔"，据《证类本草·古文钱》引《日华子本草》改。月膈，为月经不调类疾病。

鼯鼠　主堕胎，令易产。临产带之，或烧末临时服。

鸡卵白　主产难，胞衣不出。

夜明砂　主子死腹中。

蚱蝉　治乳难，胞衣不出，堕胎。

五灵脂　主女子月闭，产妇血晕，行经血，亦止血。治心痛、血气刺痛甚效。

人溺　治产难、胞衣不下。产后温饮一杯，压下败血，免血晕极效。

干姜　治血虚发热，产后大发热者用之。

黑附子　堕胎。

乌头、天雄　同上。

半夏　堕胎。

桂　堕胎，通血脉，消瘀血。

何首乌　治产后及带下诸疾。

木香　治女人血气刺痛，安胎行气。

缩砂　安胎，治妊娠因气动胎疼痛①，行气故也。

蓖麻子　催生，下胞衣。

枳壳　能瘦胎顺气，治胎胞难产。

麝香　主产难、堕胎。

蛇床子　主阴中肿痛，及产后阴下脱，令人子脏热。

---

① 疼痛：原作"痛疼"，据文义乙正。

攻克血积药凡十六种

延胡索　破血结块作痛，及产后诸病，因血所为者。

京三棱　见血门。

蓬术　见血门。

瞿麦　破胎堕子，下闭血。

大戟　治瘀血，通月水，堕胎。

续随子　主血结月闭，癥瘕疝癖，瘀血。

射干　消月闭，通瘀血。

干漆　见血门。

山楂　治儿枕痛。

大麦芽　催生落胎。治产后秘结，鼓胀不通。

神曲　落胎，下鬼胎。

水银　堕胎。

硇砂　破结血，烂胎，止痛。

䗪虫　主心腹寒热洗洗，血积癥瘕。破坚，下血闭无子。

水蛭　破血瘕、积聚。

乌贼鱼骨　主漏赤白，血闭，阴蚀肿痛，寒热癥瘕。

小儿门

小儿为病，大率多肝、脾二经，故多消积杀虫，及驱风清热之药也。

治脾病补虚疳泻药凡三十二种

黄芪　补虚，儿百病。

甘草　初生煮汁，绵渍点口中，以吐恶汁，令无病。

茅针　益小儿。

前胡　治一切疳气。

胡黄连　治惊痫、寒热、不下食、霍乱、久痢成疳，温疟骨蒸，小儿药多用之。

黄连　治疳气形瘦气急，又治食土。

葛根　治小儿热痞。葛壳，主下痢，十岁以上。

肉豆蔻　伤乳吐逆、泄泻。

使君子　主五疳泻痢，杀蛔虫。

芦荟　治诸热、癫痫、惊风，疗五疳[1]，杀三虫。

楝根　东行者，疗蛔虫甚效。

青黛　治诸热惊痫、疳热痢、消瘦诸病，泻肝，消食积及杀诸虫。

蓝叶汁　治壮热、热疳、丹热、秃疮。

柏叶　治虫痢，大腹下黑血如茶脚色，或脓血似淀色。

雷丸　治小儿百病，杀三虫，除胃中热结积。

樗白皮　主疳痢，杀口鼻中疳虫及蛔虫。

梳篦垢　主恶气、霍乱，水和服之。

蜀葵叶　炙煮与小儿食，治热毒下痢。

韭汁　初生灌之，即出恶血，令无病。

---

[1]　疳：原作"痔"，据《证类本草·芦荟》改。

山楂子　消食健胃，益小儿。

沙糖　小儿不宜多食，损齿，发疳䘌，生蛲虫。

丹砂　初生时，细研，蜜调涂口中，令吮之。又解豆疮毒，令少出。

神曲　化水谷，消宿食，治小儿腹坚大如盘。

青礞石　主食积不消，羸瘦。

蚕退　治走马疳。

地榆　治疳热泻痢极效，煮浓汁饮之。

虾蟆　治疳气，杀疳虫、鼠瘘。治洞泄下利。

蟾酥　治疳瘦及脑疳。

龟甲　治囟不合，头疮难燥。

鳖甲　治小儿肋下结核，温疟，劳瘦。

乌贼鱼骨　治小儿痢。

治肝病风热惊痫药 凡四十四种

菖蒲　温疟积热不解，煎汤浴之。

景天草　浴小儿，去烦热惊①气，风疹。

桔梗　治惊痫客忤。

连翘　除心经寒热，最宜小儿。

槐白皮　治惊痫壮热。

灯心草　烧灰，涂乳上与食，治夜啼。

竹沥　治惊痫天吊，壮热烦闷。

---

①　惊：原作"虚"，据《证类本草·景天》引陶弘景改。

薄荷　主小儿风涎，惊风壮热。

牡荆沥　主心热惊痫，除痰唾。

秦皮　治小儿痫，身热。

钩藤　主寒热十二惊痫，客忤胎风，惟疗小儿。

密蒙花　主青盲、肤翳赤肿，小儿麸豆及疳气攻眼。

五加皮　疗小儿不能行。

仙人杖　主吐乳，水煮服；惊痫及夜啼，安身伴睡。

龙脑香　通利小儿风涎闭壅，及暴惊热发豌豆，及生赤疮。

天竺黄　主惊风天吊、客忤痰壅、失音，镇心明目，去诸风热，滋养五脏，小儿药最宜之。

浮小麦　治骨蒸肌热。

金屑　主惊伤风痫失志。

银屑　主癫疾狂走。

磁石　主惊痫。

腊雪　治热、痫、狂、啼、温疫。

熊胆　主惊痫、五痔。

龙骨　主邪气，治小儿热气、惊痫。又傅脐疮不瘥，烧灰涂之。齿，主惊痫身热，癫疾狂走。

牛黄　主惊痫寒热，小儿百病，诸痫口噤，邪恶气。初生二三日服之，去惊邪恶气。

牛齿　主牛痫。

犀角　主风热惊痫。

羚羊角　主惊痫。

羖羊角　主惊痫。齿，主羊痫、寒热。

虎胆　主疳痫、惊痫。

马齿　主惊痫。

鸡冠血　治小儿卒惊似有痛处，而不知疾状，取滴口中少许。

鹅毛　主惊痫。

燕屎与巢　作汤浴，治惊邪。

蚱蝉　主惊痫夜啼，癫疾寒热。

蝉花　主天吊，惊痫，瘲疭，夜啼，心悸。

蛞蝓　主惊痫瘲疭，腹胀寒热，疳虫。

真珠　小儿惊热药中用之。

白僵蚕　主惊痫夜啼，去三虫。

蝎　小儿惊风不可缺。

衣鱼　主中风项强背起，摩之效。又淋闭，取以摩脐及小腹，溺即通。

发髲　主惊热及热疮。

乱发　主惊痫，鹅口疮。

治疮毒药凡二十种

菟丝子　治头疮、热痱、痘①疮痒痛，煎汤洗之。

红花子　吞数粒，主天行疮子不出。

---

① 痘：原作"痉"，据《本草集要》改。

胭脂　主停耳聤，滴耳中。

麻黄　治小儿疮疱倒黡黑者。

升麻　斑疮及豆疮，心躁不安，煮汁洗之。

紫草　治豌豆疮不出，通水道，去邪气，治痘要药。

胡荽　主秃疮，又治痘疮不出，令速出。

甘蕉根　捣傅赤游。

苎根　主赤游。

鸭跖草　小儿丹毒发热。

鸡膍胵黄皮　傅鹅口不乳。

桑皮中白汁　主口疮白漫，舌上生疮，傅之神效。

榆皮及实　治头疮、白秃。

五倍子　治面鼻疳疮。

胡麻　嚼涂头上诸疮。

白麻油　同上。

栗　生嚼，傅疳疮、瘰疬、肿毒。

赤小豆　洗，治急黄烂疮。

猪胆汁　傅头上疮。

鲫鱼　主头疮、口疮、重舌、目翳。

卷之下

一　集

诸品药性阴阳论

天有阴阳，风寒暑湿燥火，三阴三阳上奉之。温凉寒热，四气是也。温热者天之阳也，寒凉者天之阴也，此乃天之阴阳也。

地有阴阳，金木水火土，生长化收藏下应之。辛甘淡酸苦咸，五味是也。辛甘淡者地之阳也，酸苦咸者地之阴也，此乃地之阴阳也。

味之薄者为阴中之阳，味薄则通，酸苦咸平是也；味之厚者为阴中之阴，味厚则泄，酸苦咸寒是也。

气之厚者为阳中之阳，气厚则发热，辛甘温热是也；气之薄者为阳中之阴，气薄则发泄，辛甘淡平寒凉是也。

气味辛甘发散为阳，酸苦涌泄为阴。清阳发腠理，清之清者①也；清阳实四肢，清之浊者也；浊阴归六腑，浊之浊者也；浊阴走五脏，浊之清者也。

今将温凉寒热平别为升降浮沉，并炮制法与夫五气证治所未尽载者，再加详具于后。

---

① 者：原无，据下文例补。

温性药品 凡八十五种

白豆蔻 味辛、气大温，升也，阳也。味薄气厚，无毒。入手太阴肺经。论云：别有清高之气，上焦元气不足，以此补之。凡用去皮。

草豆蔻 味大辛、气温，浮也，阳也。无毒。入足太阴、阳明二经。凡使，用真者面裹煨熟，研碎入药用。

细辛 反藜芦，忌生菜，畏硝石、滑石，恶狼毒、山茱萸、黄芪。

味大辛、气温，气厚于味，升也，阳也。无毒。少阴经药，手少阴引经之药。《象》① 云：治本经头痛如神，当少用之。独活为使。东垣云：温阴经，散内寒，治邪在里之表。凡用，去芦头并叶。华州者妙。

川芎 白芷为之使。反藜芦，畏硝石、滑石、黄连，恶黄芪、山茱、狼毒。

味辛、气温，升也、阳也。无毒。少阳经药，入手、足厥阴经。生川蜀者名雀脑芎，用治，凡病证俱优；产历阳者名马衔芎，含，止齿根血独妙；京芎专疗偏头痛；台芎只散风去湿；抚芎开郁宽胸，乃血中气药，单服久服则能走散真气，令人暴亡，务加他药佐之，中病便已。

仙茅 味辛、气温，有毒。《传》② 云：十斤乳石，不

---

① 象：此指《用药法象》，为金元著名医家李东垣著。
② 传：此指《续传信方》，为五代·南唐筠州刺史王颜所著。

及一斤仙茅。盖表其功力也。咀禁铁器，宜乌豆水浸一宿，酒拌蒸半日，晒干。忌牛肉、牛乳。误服中毒舌胀者，急饮大黄、朴硝数杯，仍以末糁舌间，遂愈也。

白芷　当归为之使，恶旋覆花。

味辛、气温，气味俱轻，升也，阳也。无毒。阳明经引经药，手足阳明本经药。不蛀者良，黄泽者效速。疗漏下赤、白，宜炒黑用。

桂枝　味辛、气温。无毒。入足太阴经。气味俱轻，故能上行，发散于表。秋冬下部腹痛，非此不除。若春夏须斟酌用之。

益智子　味辛、气温。无毒。入足太阴脾经、少阴肾经，主君相二火。凡用去皮。

乌药　味辛、气温，气厚于味，阳也。无毒。诸冷能除，凡气堪顺。天台者，香白可爱，不及海南者力大。

巴豆　芫花为之使。反牵牛，忌芦笋、酱、豉、冷水，畏大黄、藜芦、黄连，得火为良。

味辛、气温。生温、熟寒，性烈，浮也。阳中之阳，气薄味厚，体重而降。有大毒。凡资治病，缓急宜分，急攻为通利推毂之方，去净皮、心、膜、油，生用；缓攻为消摩坚积之剂，炒令烟尽黄黑，熟加。丹溪云：能去胃中寒积，无寒积者忌之。

檀香　味辛、气温，阳中微阴。无毒。专入肺、肾脏，通行阳明经。紫者味咸、气微寒，无毒，最消肿毒热痛。东垣云：檀能调气而清香，引芳香之物上行，至于极高之分也。

丁香　味辛、气温，属火有金，纯阳无毒。颗有雌雄，雌者力大。皮止齿痛，根敷风肿，花止五色毒痢、乳头绽裂。

麝香　味辛、气温，无毒。能通关窍，吐痰逐血。若中风初时用，恐入脾治肉，引风深入，如油入面，莫之能出，切不可也。

沉香　味辛、气微温，阳也。无毒。补相火，益阴助阳，养诸气，通天彻地。《衍义》[①]云：保固卫气，为上品药。今人多以乌药摩服，走散滞气。独行则势弱，与他药相佐，当缓取效，有益无损。余药不可方也。

款冬花　杏仁为之使。得紫菀良。畏麻黄、辛夷、贝母，仍畏黄芩、黄连、黄芪、青葙子，恶硝石、皂角、玄参。

味辛甘，气温，阳也。无毒。凡用须嫩蕊，去向外裹花零壳，甘草汤浸一宿，待干，揉碎用。

菟丝子　薯蓣、松脂为之使。

味辛甘、气平温，无毒。水洗去砂，以酒渍，杵烂，捏成薄饼，向日曝干，研末，为丸。不堪煎液。

杜仲　恶玄参、蛇蜕。

① 衍义：此指《本草衍义》，为宋代药物学家寇宗奭撰著。

味辛甘、气平温。气味俱薄，降也，阳也。无毒。能益肾精①，补腰膝，神功；亦治妇人胎脏不安，产后诸疾。凡用，姜汁润透，炒去丝；或去皮，酒蜜涂炙。

巴戟　味辛甘、气微温，无毒。连珠肉厚者胜，今多以紫色为良。货者用黑豆煎水沃之，紫虽假成，殊失气味，须击破视之，其中紫而鲜②洁者，伪也；惟中紫而有微白糁③，如粉色理小暗者，为真。凡用，须酒浸过宿，曝干。

生姜　秦椒为之使。杀半夏毒、莨菪毒。恶黄连、黄芩、天鼠粪。

味辛甘、气微温。无毒。气味俱轻，升也，阳也。去皮则热，留皮则冷。与芍药同用，温轻散寒。呕家之圣药。无病人夜不宜服之，夜宜静，姜动气故也。

干姜　味辛、气温，大热。味薄气厚，可升可降，阳中之阴。无毒。使同生姜。生用辛能发散，入肺利气；炮则微苦，故止而不移，能温脾理中。又炮与补阴药同用，能引血入气分生血，炒黑又能止血。

红蓝花　味辛甘苦、气温。阴中之阳。无毒。多用则破血通经，酒煮些妙；少用则入心养血，水煎却宜。

商陆　味辛甘酸、气温，无毒。根有赤白二种：白者

---

① 肾精：原误倒为"精肾"，据文义乙正。
② 鲜：原作"解"，据《证类本草·巴戟天》引苏颂改。
③ 糁（sǎn 三）：原作"惨"，据《证类本草·巴戟天》引苏颂改。今江淮方言谓饭粒为米糁，引申为散粒。

利水，对证可煎；赤者有毒，贴肿堪用。倘卤莽误服，必痢血丧身。且坠胎，妊孕妇①忌服。

　　高良姜　味辛苦、气大温。纯阳，无毒。子名红豆蔻，辛温，善解酒毒。功专于调中下气，观其主治可见矣。

　　菖蒲　秦艽为之使。恶地胆、麻黄，忌饴糖、羊肉。

　　味辛苦、气温，无毒。一寸九节者佳。凡用，竹刀②刮上黄黑硬节皮，捣碎入药。勿犯铁器，令人吐逆。

　　延胡索　味辛苦、气温。无毒。入太阴脾肺二经，又云走肝经。盐水拌炒，咀片入药。主肾气。

　　藁本　恶䕡茹，畏③青葙。

　　味辛苦、气温。气厚味薄，升也，阳也。无毒。太阳经药。气力雄壮，风湿通用，头风巅顶痛不可缺也。

　　缩砂　得诃子、鳖甲、豆蔻、白芜荑良。

　　味辛苦、气温。无毒。与益智、人参为使，入脾；与白檀、豆蔻为使，入肺；黄柏、茯苓为使，入膀胱、肾；赤白石脂为使，入大小肠。能通行结滞，故止痛如神。

　　槟榔　味辛苦、气温。味厚气薄，降也，阴中阳也。无毒。性重坠，专破滞气，若服过多，又泻胸中至高气

---

　　①　妇：原作"服"，据文义改。
　　②　竹刀：《证类本草·菖蒲》引雷敩作"铜刀"。按菖蒲节硬，刮用"铜刀"为是。
　　③　畏：原无，据《证类本草·藁本》引"臣禹锡等谨按药性论"补。

也。凡用须细认，头圆身形矮者是榔，身形尖紫又粗者是槟；槟力小，榔力大。勿经火，恐无力。若熟使，不如不用。

陈皮　味辛苦、气温。无毒。可升可降，阳中阴也。陈久者良。东垣曰：留白补胃和中，去白消痰利滞。治虽分二，用不宜单。君白术则益脾，单则损脾；佐甘草则补肺，单服则泻肺。橘红气味稍缓，胃虚气弱者宜。核止腰痛、疝痛。叶行肝气，散毒①，乳痈、胁痛②圣药。

按：青皮、陈皮一种，枳实、枳壳一种，因其迟早、收采时分、老嫩而立名也。嫩者性酷治下，青皮、枳实相同；老者性缓治高，陈皮、枳壳无异。四药主治，并以导滞消痞为专，虽高下不同，其泻气则一。久服必损真元，故必以甘补之药为君，少加辅佐，庶不失于偏胜也。

乳香　味辛苦、气温，阳也。无毒。治同诸香，但能益精、补腰膝为异耳。凡用，须竹箨③火上炙至烟尽存性，方研细用。

芫花　决明为之使。反甘草。

味辛苦、气温。有小毒。凡用，醋煮数沸，漉出，渍水一宵，出，日干用，方免毒害。

---

① 散毒：原作"放"，据《本草纲目·橘》"叶主治"引朱震亨补改。

② 痛：原作"痈"，据《本草纲目·橘》"叶主治"引朱震亨改。

③ 竹箨（tuò 拓）：俗称"笋壳"，为竹类主秆所生之叶，竹笋时期包于笋外以护之。

五加皮　远志为之使。恶蛇皮、玄参。

味辛苦、气温微寒。无毒。最能健筋①骨、益精，下部风痹痿弱不可缺也。

龙脑　味辛苦、气温微寒。无毒。粗壮莹白如梅花瓣者良。其清香为百药之先，故通关膈，散风涎，甚济事，然非常服之药。独行则势弱，佐使则有功。丹溪云：龙脑属火，世知其寒而通利，而不知其热轻浮飞越也。《局方》但喜香而贵细，动辄与麝同为桂附之助，岂知人身之阳易动、阴易亏乎？用者幸试思之。

桔梗　畏白及、龙眼、龙胆。

味辛苦、气微温。味厚气轻，阳中之阴也。有小毒。入足少阴经，又手②太阴肺经。能开提男子气血，与甘草同为舟楫之剂。诸药有此一味，不至下沉，亦能引将军至至高之分而成功也。故丹溪曰：下虚及怒气上升者不宜。凡用去芦，米泔浸一宿，焙干用。

干漆　半夏为之使。忌油脂，畏鸡卵、蟹黄。

味辛咸、气温。属金有水与火，降也，阴中阳也。无毒。丹溪云：性急而能飞补，近用为去积滞之药，若用之中节，积去后补气内行，人不知也。凡用，捣碎，以文火炒用。

皂角　柏实为之使。恶麦冬，畏空青、人参、苦参。

---

① 筋：原作"肋"，据《证类本草·五加皮》引《别录》改。

② 手：原作"足"，据文义改。

味辛咸、气温。有小毒。入足厥阴肝经。种因有二，用亦各分理气、疏风，长皂荚①须觅治齿，取积猪牙皂当求。凡用，去弦子，或蜜炙、酥炙、烧灰随用，但作散、熬膏，不为丸、液。

蕤仁　味甘、气温，一云气微寒。无毒。功专治眼，故眼科多用之。

苏合香　味甘、气温。无毒。此乃诸香汁煎成者，是以辟诸恶毒，禁魇通神尤验。

胡桃　味甘、气温。无毒。频食健身、生发，兼补下元；多食动风、生痰，且动肾火。经脉堪通，血脉能润，外包青皮压油，黑发如漆。

灵砂　畏咸水，恶磁石。

味甘、气温。无毒。乃水银、硫黄二药炼成者。安魂定神，坠痰降火则可，而谓之补五脏，疗百病，岂然也哉？

石钟乳　味甘、气温。无毒。下元虚冷，而气奔上咳逆者，用之则宜；若火热者，用之岂不反害乎？凡用须研七周时，点臂上便入肉不见为度，否则令人病淋。按丹溪云：钟乳乃慓悍之剂，经云石药之气悍，仁哉言也。天生斯民，养之以谷，及其有病，治之以药，谷则气和，可常食不厌，药则气偏，惟暂用难久，石药则又偏之甚者。自

---

① 长皂荚：原作“长板荚”，据《证类本草·皂荚》引《图经》改。

唐以来，膏粱家多惑方士服饵致长生之说，以石药体重气厚可以延年，习以成俗，受此气悍之祸，莫之能救，哀哉！

当归　畏姜、藻、蒲、蒙①，恶藺茹、湿面。

味甘辛、气温。可升可降，阳也，阳中微阴。无毒。入手少阴经，足太阴、厥阴经。川产者力刚可攻，秦产者力弱堪补。头止血上行，身养血中守，尾破血下流，全活血不走。又头硬者，亦破血。大抵去旧生新之剂，随所引用而为能也。补诸虚不足，患人虚冷加用之。凡用，治上酒浸，治外酒洗，血病酒蒸，痰用姜炒。去芦苗用。

防风　杀乌头大毒，恶藜芦、白蔹、芫花、干姜。

味甘辛、气温。纯阳，升也。无毒。脾、胃二经行经药，太阳本经药。乃卒伍之职，随所引而至也。又药中润剂，误服泻人上焦元气。又身去身半以上风，梢去身半以下风。坚实脂润者良。去芦头、钗股用，不则有毒。

麻黄　厚朴为之使。

味甘辛、气温。气味俱薄，轻清而浮，升也，阳也。无毒。手太阴之药，入足太阳经、手少阴、阳明经，荣卫药也。生中牟大雪之地，故能发散荣中之寒，而治冬月正伤寒如神。若春末夏初则为禁用，因时已变温热，难抵剂之轻扬也。阴虚伤食者亦禁，可服多服亦令人亡阳。凡用

---

① 姜藻蒲蒙：《本草纲目·当归》"气味"引徐之才作"菖蒲、海藻、牡蒙、生姜"，文义较明。

去节，水煮数沸，去上沫用，否则令人烦闷。节又止汗。

白附子　味甘辛、气温。纯阳，无毒。性走行，药亦近之，长于治风。凡用，冷热灰炮用。

藿香　味甘辛、气温。无毒。升也，阳也。又云可升可降，入手足太阴脾、肺二经。入发表药则快气，入补脾药则益气，入顺气药则理肺滞。

白石英　长石为之使，恶马目、毒公、黄连、鮀甲、麦句姜，畏附子、扁青。

味甘辛、气温。无毒。入肺经，紫者入心、肝二经。长而白泽、明彻有光、六面如削者可用。五色俱有，惟紫白者服饵多求。钵擂成，水搅飞过。按《衍义》云：紫白二石英，当攻疾，可暂煮汁，未闻久服之益。张仲景之意，只令㕮咀①，不为细末者，岂无意焉？其久服更宜详审。

白前　味甘辛、气微温。无毒。善止一切气。今市家罕有。

何首乌　茯苓为之使，忌猪羊血汁，恶萝卜、菜蔬。

味甘苦涩、气微温。无毒。最益血气，亦能疗风。咀竹刀，禁伤铁器，浸米泔水过宿，曝干，同乌豆九蒸晒，木杵捣舂。

木香　味甘苦、气温。味厚于气，降也，阴中阳也。无毒。凡用勿见火日，合丸散，日干，煎汤，临时以末调

---

① 㕮咀：原作"咀㕮"，据《证类本草·白石英》引《衍义》乙正。

服。按王海藏谓:《本经》云主气常不足,《药性论》谓安胎健脾,是皆补也。《衍义》谓泻胸腹窒塞,积年冷气,《日华子》谓除痞癖癥块,是皆破也。易老总谓:调气之剂,不言补,不言破。诸说不同何耶?恐与补药为佐则补,泻药为佐则泻,故云然也.。

杏仁　恶黄芪、黄芩、干葛。

味甘苦、气温。可升可降,阴中阳也。有小毒。入手太阴经。凡用去皮尖,汤泡入药。双仁者杀人。按东垣云:杏仁下喘,用治气也;桃仁疗狂,用治血也。俱治大便燥结,但有气血之分,昼则便难,行阳气也;夜则便难,行阴血也。年高便闭不可泄者,脉浮在气,杏仁、陈皮;脉沉在血,桃仁、陈皮。治之所以俱用陈皮者,以手阳明病[1]与手太阴相为表里也。贲门上主往来,魄门下主收闭,故用之以为使也。

肉苁蓉　味甘咸酸、气微温。无毒。能峻补精血,骤用反致动大便。凡用,酒浸一宿,刷去鳞甲,除心内膜筋,或酥炙酒蒸,碎揩入剂。忌经铁器。又种,锁阳以酥涂炙代用,亦宜。润大便燥结,补阴血。虚羸[2]若溏泄者,切忌服之。

赤石脂　畏芫花,恶大黄、松脂。

① 病:与文义不合,疑衍。
② 羸:原作"嬴",形近致误,据文义改。后凡"羸"误作"嬴"者,均改之,不再出校。

味甘酸辛、气温。无毒。乃收敛止涩之剂，形赤粘舌者良。凡用，火煅、醋淬，才研。

鹿茸　味甘咸。又云：苦辛、气温。无毒。角味咸，杜仲为之使。主治皆同，壮筋骨尤妙。角胶畏大黄，得火妙，尤大补虚羸。白霜功力略缓。

白花蛇　味甘咸、温。有毒。性窜而走，故去风毒甚速。其功力倍于他蛇，凡诸药力莫及者，悉能引达成功。凡用，宜去头尾，取中段，酒浸三日，炙干，去皮骨。

五味子　苁蓉为之使。恶萎蕤，胜乌头。

味酸、气温。味厚气轻，升也，阴中微阳。无毒。入手太阴、足少阴经。风寒咳嗽，南五味为奇；虚损劳伤，北五味最妙。热嗽火盛，不可骤用凉药，必用此酸收之药，敛而降之，然不宜多用，恐致虚热。

木瓜　味酸、气温。无毒。入手足太阴二经。东垣云：气脱能收，气滞能和，入肝益筋与血，病腰肾脚膝无力不可缺也。但单服多服，损齿及骨。铜刀削去硬皮①，黄牛乳汁拌蒸。

山茱萸　蓼实为之使。恶桔梗、防风、防己。

味酸涩、气平微温。无毒。入足厥阴肝、足少阴肾二经。入药惟取皮肉，核勿用，滑精难收。按经云：滑则气脱。山茱萸之涩以收其滑，八味丸用之，无非取其益肾而

---

① 硬皮：原脱，据《证类本草·木瓜》引雷敩补。

固精也。《本经》谓其九窍堪通，得无过乎？

金樱子　味酸涩、气平温。无毒。有止涩之功，故治滑精、遗溺，并休息痢疾。然采须半黄时方妙，若待红熟则失本性矣。凡用去刺，以竹刀劈开去子，用水淘净，烂捣煎膏用。

远志　得茯苓、冬葵子、龙骨良，杀天雄、附子毒，畏真珠、藜芦、蛴螬。

味苦、气温。无毒。凡用，去心①取皮，甘草汤渍一宿，沥出，日曝干入剂。苗名小草，除胸痹心痛气逆，禁虚损梦魇精遗。

威灵仙　忌茶及面汤。

味苦、气温。可升可降，阴中阳也。无毒。性好走，通行十二经，为诸风湿冷痛要药。虚人禁用，多服疏人真气。

胡芦巴　味苦、气温。纯阳，无毒。能温暖下元，须仗诸各经药佐使。酒洗，微炒用。

白头翁　味苦、气温。可升可降，阴中阳也。无毒，一云有小毒。得酒良，能逐血驱风，亦能补下。

椿白皮　味苦、气温，香。有毒。与樗皮俱为止涩之剂，白者良。无花不实为椿，有花而荚为樗。

艾叶　味苦、气微温。生寒熟②温，阴中之阳。无毒。

---

① 去心：原作"去骨"，据《证类本草·远志》改。
② 熟：原作"热"，据文义改。

妇人科多用之，能温暖气血故也。

射干　味苦、气平微温。属金，有木与水火，阴中阳也。无毒。能行太阴、厥阴积痰，又散结逐瘀之剂。凡用，先米泔浸一①宿，日干用。

白术　防风、地榆为之使。忌桃、李、雀、蛤。

味苦甘辛、气温。味厚气薄，阴中阳也②，可升可降。无毒。入足阳明经、足太阴经。歙州者佳，干燥白甚。奔豚积忌煎，因常闭气；痈疽毒禁用，为多生脓；哮喘误服，壅窒难当。凡脾病人，乳汁润过，陈壁土③和，炒用，否则不必拘此制也。生用则除胃中火。又种苍者，名苍术，味辛烈，茅山者佳。使同白术。入足阳明、太阴。凡用，米泔浸，炒燥用。但白者多补，且有敛汗之效；苍者雄壮，惟专发汗之能，甚不可相代。按丹溪云：腹中窄狭，须用苍术。医者徒诵其言，而不查其所以言。夫苍术辛散，有湿实邪者用之，则邪散湿除，岂谓不辨虚实，概用之乎？若虚闷者用之，则耗气血，燥津液，其虚火益动，而益闷矣。

补骨脂　恶甘草，忌芸苔、羊肉。

味苦辛、气大温。无毒。凡用，盐酒浸一④宿，浮酒面者轻虚，去之，蒸过曝干。又用乌油麻拌炒，去麻

① 一：原无，据《证类本草·射干》引雷敩补。
② 阴中阳也："阳也"2字原在下文"可升可降"之后，据文义改。
③ 土：原无，据《本草纲目·术》"气味"引陈嘉谟补。
④ 一：原无，据《证类本草·补骨脂》引雷敩补。

单用。

紫菀　款冬花为之使。忌雷丸、远志，恶瞿麦、天雄，畏茵陈。

味苦辛、气温。无毒。此药能通结气，故咳逆、痰喘、咳血甚妙。凡用，去头土，用水洗净，蜜浸一[①]宿，焙用。

肉豆蔻　味苦辛、气温，无毒。入阳明胃经。凡用，面裹煨熟用。勿令犯铜。

蓬莪茂　味苦辛、气温。无毒。专驱气中之血，磨酒单尝，其效尤速。凡用，热灰火中煨令透熟，乘热入臼[②]中，捣碎如粉用。

桂心　味苦辛、气温。无毒。入手少阴心经。经云：除咳逆结气。夫血气相附而行，若血寒滞而气壅者用之，乃为得宜。若痰火咳逆者用之，岂宜乎哉！

辛夷　芎䓖为之使。恶石脂，畏黄连、石膏。

味苦辛、气温。无毒。能温中利窍之剂。凡用，未开花紫苞蕊，刷去毛，免射人肺；摘去心，不令人烦。若治眼目中患，即一时去皮，用向里实者。

厚朴　干姜为之使。恶寒水石、硝石、泽泻。忌诸豆，食则动气。

味苦辛、气大温。属土有火，阴中之阳，可升可降。

---

① 一：原无，据《证类本草·紫菀》引雷敩补。
② 白：原作“柏”，据文义改。

无毒。丹溪云：温而能散，故泄胃中实也。平胃散用佐苍术，乃泄上焦之湿，不使胃土太过，得复其平而已，非温补之谓也。患者虚弱，须斟酌少加，若误服太过，则反脱人元气，岂不慎哉！若气实人，多服参芪致成喘闷者，正此泄除，不在禁也。凡用，去粗皮，姜汁炒褐色用。

诃梨勒　味苦酸、气温。苦重酸轻，性急喜降，阴也。无毒。有收敛降火之功，故能除肺金伤极，郁遏胀满，喘急咳嗽无休也。治痢用面裹煨用，若病势正盛者禁。

秦椒　味苦辛、气温。有毒。性发散而通窍，亦制水银毒。

泽兰　防己为之使。

味苦甘，一云苦辛。气微温，无毒。能破宿血，行瘀血，故胎产后百病皆用，扑损疮脓能退。

续断　地黄为之使。恶雷丸。

味苦辛、气微温。无毒。状如鸡脚者为上，节节断皮黄皱者方真。去向里硬筋，以醇酒浸宿，烈日曝过，薄片咀用。

秦艽　菖蒲为之使。

味苦辛平、微温。无毒。可升可降，阴中阳也。入手太阳经。能养血荣筋。新好罗文者佳，长大黄白色者妙。

大腹皮　味苦辛、气微温。降也，无毒。主大、小二肠冷热诸气。皮有毒，先醇酒浸后，豆汤洗用。

磁石　柴胡为之使。恶莽草、牡丹、石脂①。

味苦咸，无毒。一云平甘、温涩，小毒。乃重而去怯之剂，经谓之除烦、去痹、愈聋、点翳，孰非以此乎？凡拯疴，须碎七次，罗细，水飞数遭，如灰尘，才可服饵。专杀铁毒。

伏龙肝　味辛，又云咸，气温。无毒。乃止涩之剂。凡用，须灶额内结如赤色者佳，细研用。

阳起石　桑螵蛸为之使。忌羊肉，畏菟丝，恶泽泻、菌桂、蛇脱、雷丸。

味咸、气微温。无毒。补下部虚冷甚妙。凡用，须水飞研用。凡石药冷热皆有毒，正宜斟酌。

蛴螬　蜚蠊为之使。

味咸、气微温。有毒。主恶血瘀血，故破伤风独生用之，亦消疮毒。凡用，须糯米同炒，待米焦黑为度，然后去米取用。

海螵蛸　恶白蔹、附子、白及。

味咸、气微温。无毒。又云有小毒。止涩破翳之剂。肉味酸，能疗血枯，益气强志。

热性药品凡十一种

蜀椒　杏仁为之使。畏款冬、雄黄。

味辛、气温大热。属火，有金与水。浮也，阳中之

① 石脂：《本草纲目·慈石》"气味"引徐之才作"畏黄石脂"。

阳。有毒。能开关通窍，坚齿明目者，皆以辛散故也。多食乏气失明。十月勿食，伤心健忘。闭口者杀人。

胡椒　味辛、气大热。属火有金，性燥。无毒。向阳者名胡椒；向阴者名荜澄茄。治冷痛，亦疗滞血。食勿过剂，损肺伤脾。胡椒花名荜茇，味辛，气大温，无毒。主治俱同。但久服走泄真阳，令人肠虚下重。

阿魏　味辛、气微热。无毒。能消肉癥，凡积聚多用。

虎骨　味辛、气微热。无毒。用治风痹膝痠者，亦以风从虎；又力健也胫骨，下体痛风甚妙。睛，镇心定魄，小儿风痫用之。

附子　地胆为之使。畏人参、黄芪、甘草，并黑豆、乌韭、防风，恶蜈蚣。

味辛甘、气温大热。浮也，阳中阳也。有大毒。通行诸经引药，又云入手少阳三焦命门之剂。下焦阳虚非此不补，八味丸加桂附乃补肾之阳，六味丸去桂附乃补肾之阴。治外感证，非得身凉四肢厥者不可僭用；治内伤证，纵身来热甚而气虚脉细者正宜速入。孕妇忌煎，坠胎甚速。凡用去皮脐，用黄连甘草盐水浸煮一沸，又入童便半盏煮三沸，捞起，阴干用。或黑豆水浸五日，去皮脐，面裹，煨外黄内白，须炒至俱熟用，一两一个者生用。

乌头　远志为之使。反半夏、瓜蒌、贝母、白蔹、白及，恶藜芦，忌豉汁。

味辛甘、性温，又云大热。有大毒。行诸经之剂，肩胛疼及目中疼，因风寒而得者宜。凡用，制同附子。

天雄　远志为之使。忌豉汁，恶腐婢。

味辛甘、性热。有大毒。为去湿助精阳之药，凡上焦阳虚等疾必用之，余同乌、附。但天雄行上，乌、附行下。凡用，炮，去皮尖，不然阴制用，并得。

桂　杀草木毒，百药无所畏。忌生葱。

味辛甘、气大热。浮也，阳中之阳也。有小毒。入手少阴心经。气厚则发热，故下行而补肾不足。一切中下焦沉寒痼冷，皆宜用之。《本草》云：有小毒，亦与类化，与连、芩为使，小毒何施？与乌头、巴豆、干漆为使，则小毒化为大毒矣。有孕用之，必须炒过，乃不堕胎。

吴茱萸　蓼实为之使。畏紫、白石英，恶丹参、硝石、白垩。

味辛苦、气温大热。气味俱厚，阳中阴也。有毒。入足太阴、少阴、厥阴经。乃中下焦寒湿的药，仍顺拆肝木之性，治吞吐酸水如神。但气猛不宜多食，久服损元气，肠虚泄者尤忌沾唇。凡用，汤泡苦汁七次，烘干，或用盐水醋炒，或黄连水炒用。

食茱萸，味辛苦、大热。无毒。功用与吴茱萸同，但力少劣耳。

石硫黄　曾青、石亭脂为使。

味酸、气温大热。有毒。为中下焦寒冷要药，仍除格拒之寒，亦有将军之号，盖因其能破邪归正、返滞返清、挺出阳精，化阴魄而生魂也，但中病便不可过剂。按硫黄性热，除格拒之寒固矣，倘此证或有伏阳在内，须加阴药为佐才妙也。如古方太白丹、来复丹，各有硝石之类，是皆至阳佐以至阴，正合宜耳。无伏阳单犯阴证，不必尔也。

腽肭脐　味咸、气大热。无毒。大益元阳，最除冷积之剂。但世所罕得，故人亦寡用也。

<h3>平性药品凡五十九种</h3>

大茴　味辛、气平。无毒。入手少阴心经、足太阳膀胱经。得酒良，能助阳开胃，止一切冷痛，为补命门不足要药也。凡用，酒浸一宿，取出炒黄色。

芜荑　味辛、气平。无毒。能杀虫化食，故肠风、痔瘘、诸疮痍皆用之。凡用，气腥者为上。倘修合，务经火煅过方妙。

通草　味辛甘、气平。味薄，降也，阳也，阳中阴也。无毒。专泻小肠火，利膀胱，又能通行诸窍，故名之曰通草，今人谓之木通。

半夏　射干、柴胡为之使。反乌头，忌羊肉血、海藻、饴糖，畏雄黄、生姜、秦皮、龟甲，恶皂角。

味辛微苦、气平。生微寒，熟温。沉而降也，阴中阳也。入足阳明胃、太阴脾、少阳胆。总治诸痰，须验证佐使。火痰黑、老痰胶，加芩、连、瓜蒌、海粉；寒痰清、湿①痰白，入姜、附、苍术、陈皮。风痰卒中，加皂角、南星；痰核涎生，加竹沥、白芥子。痰厥头痛，非此不理。孕妇忌用，恐损胎元，不得已，须姜汁炒过。消渴及诸血证尤禁。凡用，须沸汤制七遍，仍加姜制才可，否则麻戟人喉咙。

石楠藤　五加皮为之使。

味辛苦、气平。无毒。利筋骨，强腰肾，为下部要药。女人不可久服，犯则切切思男。

安息香　味辛苦、气平。无毒。能辟邪逐恶，而又止妇血噤、血晕者，以辛能散恶血，而苦又②直下也。

麒麟竭　得密陀僧良。

味辛咸、气平。有小毒。敲断而有镜脸，光彩射人，磨指甲弦红透甲者，方妙。

人参　茯苓为之使。反藜芦，恶卤咸，畏五灵脂。

味甘、气温微寒。气味俱轻，升也，阳也，阳中微阴。无毒。入手太阴经。肖人形者神具，类鸡腿者力洪；肥白人宜多服，苍黑人须少投。凡用，去芦，咀薄些煎。夏中少使，发心疽之患。芦发吐，善驱痰沫，虚羸难服藜芦者，用此代之。按人参，《王氏集要》云：肺受寒邪可用，受火邪不可用。此言岂为至论哉！丹溪云：实火可

----

① 湿：原作"温"，据文义改。
② 苦又：原作"又苦"，据文义乙正。

泻，芩、连之类是也；虚火可补，参术之类是也；东垣补中益气，而以参芪甘温泻火；葛可久治痨瘵，大吐血后用独参汤；丹溪治痨嗽火盛，琼玉膏以之为君。盖火有虚实，苟不辩①此而禁用参，宁无误人乎！

黄芪　恶白鲜、龟甲。

味甘、气平微温。气薄味厚，可升可降，阴中阳也。无毒。入手少阴心经、足太阴脾经、少阴命门诸经之药。木芪力劣，绵芪品佳。单股②不叉，直如箭杆，皮色褐润，肉白心黄，软柔如绵，味甘近蜜者，方获奇效。痈疽生用，补虚蜜炙。性畏防风，而黄芪得防风其功愈大，盖相畏而相使者。凡用，去头刮皮，若补下焦，则用盐水制炒。按参、芪甘温，俱能补虚，第人参补元气、调中，黄芪兼补卫气、实表，故内伤脾胃衰弱，饮食怕进、怠惰嗜卧、发热恶寒、呕吐泄泻、胀满痞塞、力乏形羸、脉息虚微、精神短少等证，治宜以参为君；若表虚腠理不固，自汗盗汗、亡阳并诸溃疡、痘疹未灌脓浆，一切阴毒不起之证，治之又宜实卫护荣，以芪为君。岂可以为均补而等剂共分，用以相代哉！

甘草　白术、干漆、苦参为之使。忌猪肉，恶远志，反甘遂、海藻、大戟、芫花。

---

① 辩：通"辨"，辨明，辨别。《后汉书·仲长统志》："目能辩色，耳能辩声，口能辩味。"

② 股：原作"服"，据文义改。

味甘、气平，生寒炙温。可升可降，阴中阳也。无毒。入足厥阴、太阴经、少阴经。中满证莫加，下焦药少用。凡诸呕吐，亦忌煎尝。稍去茎中痛，子除胸中热，宜生。凡用去皮。

黄精　味甘、气平。无毒。单服九蒸九晒，入药生用。

女萎　味甘、气平。无毒。可升可降，阴中阳也。凡用，竹刀刮去皮，节洗净，蜜水浸一宿，蒸焙用。中大者不可用，令人恍惚见鬼。

石斛　陆英为之使。恶凝水石，畏白僵蚕、雷丸。

味甘、气平。无毒。其种有二：生溪石上者名石斛，拆之似有肉，中实；生栎木上者名木斛，拆之如麦秆，中虚。石斛有效，木斛无功，最宜细认。凡用，去头土，酒蒸入剂。

蒲黄　味甘、气平。无毒。生用破血消肿，炒用能补血止血。忌铁，惟用纸炒。不益极虚之人，多食未免①自利。

使君子　味甘、气平。无毒。又云性温。能杀虫，止泻痢，故小儿科多用之。或用仁，或兼用壳。

百合　味甘、气平。无毒。白花者，蒸食能补中益气，做面可代粮充饥。治外科并伤寒坏病成百合者。赤花

---

① 未免：原作"未兑"，据文义改。

者，仅理外科而已。

茯神　恶、畏、忌同茯苓。

味甘、气平。无毒。专理心经，除恚怒、健忘。

茯苓　马刀为之使。恶白蔹，畏牡蒙、地榆、雄黄、龟甲、秦艽，忌醋及酸物。

味甘淡、气平。属金，降也，阳中阴也。无毒。种有赤白，白者入手太阴、足太阳、少阳经，专主补。赤者入足太阴、手少阳、少阴经，兼能泻。甘以助阳，淡以利窍，通便不走精气，与车前同功。但阳虚汗多、小便数利者，过服助燥。暴病有余相宜，久病不足切禁。凡用，须去皮心了，捣末，于水盆中搅令浊浮者去之，是茯苓根，最损目。

琥珀　味甘、气平。属金，阳也。无毒。丹溪云：古方用琥珀利小便，以燥脾土有功，盖脾能运化，肺得下降，故小便可通也。若血少而小便不利者用之，反至燥急，不可不谨。

榆皮　味甘、气平。性滑利，降也。无毒。利水除淋，善利关节。孕妇服，即滑胎。

猪苓　味甘苦淡、气平。降也，阳也。无毒。入足太阳膀胱、少阴肾①经。行水之功居多，大燥津液，无湿证勿轻用之，久尝损肾昏目。

---

① 肾：原作"心"，据文义改。

大枣　味甘、气平温。气厚，属土有火，降也，阳也。无毒。能养脾胃益气，润心肺生津，助经补脏，但中满及热疾忌服，齿痛并风疾禁尝。

覆盆　味甘、气平微热。无毒。能补虚续绝，添精黑发，强阴结孕。凡用，须东流水淘，去黄叶皮蒂，用酒蒸一宿，熬干用。叶汁，堪滴目中，止冷泪浸淫，去赤花盲暗。

金箔　味甘、气平。有毒。一云性多寒，无毒。能却热除烦，安魄定神，一切惊狂以此镇坠甚妙。

云母　泽泻为之使。

味甘、气平。无毒。主劳伤，补髓坚肌，疗痢疾，亦主崩带。身表死肌、风痒恶疮，俱可疗敷。

禹余粮　味甘、气平。无毒。能除癥瘕、上气，利肢节身重。凡使，勿误用石中黄，误则令人肠干。

乌蛇　味甘、气平。无毒。专治诸毒风疮。

五灵脂　味甘、气平。无毒。能疗血气刺痛，生则行血，炒则止血。凡用，酒研飞炼，令去砂石为妙。

卷柏　味甘辛、气温平微寒，无毒。生则破血，炙则止血。凡用，采阴干，去下近石沙土处用之。

小茴　在大茴下。

柏实　牡蛎、麻子及桂皮为之使。畏羊蹄根、菊花、神曲、白面。

味甘辛、气平。无毒。肾家燥冷，及风寒湿痹宜用。

先以酒浸一宿，至明漉出，晒干。

山楂　味甘辛、气平。无毒。能消滞血，行结气，故磨食积，而除产妇儿枕痛也。凡用，去核。

阿胶　薯蓣为之使。畏大黄。

味甘辛、气平微温。味薄气厚，升也，阳也。无毒。入太阴肺经，并肝肾二经。风淫木旺能驱，火盛金虚可补，治病须各类药为佐使。凡用，质脆易断、明彻如冰者佳，薄锉蛤粉和炒成珠，入剂不煎，研末调化。

白石脂　燕屎为之使。

味甘酸，又云甘辛，气平。无毒。

鳢肠　一名旱莲草

味甘酸、气平。无毒。善能乌须黑发，亦女科妙剂。阴干用。

山药　天门冬、紫芝为之使。恶甘遂。

味甘苦、气温平。无毒。入手太阴肺经、足太阴脾经。怀庆者佳。按山药能消肿硬，因能益气补中故尔。经曰：虚之所在，邪必凑之。着而不去，其病为实。非肿硬之谓乎？故补气，则邪滞自不容不行。丹溪云：补阳气生者，能消肿硬。正此谓也。

苏方木　味甘咸、气平。可升可降，阳中之阴也。无毒。入药惟取中心，煎酒专行积血。故月水久闭，产后血胀，痈肿，跌扑死血，皆用之。若血虚而有血证者，又当审用。同防风散表里风气，调乳香治口噤风邪。

酸枣仁　恶防己。

味酸、气平。无毒。多眠宜生，研末，茶叶姜汁调吞；不眠宜炒，作散，竹叶煎汤送下。能补肝胆，也宁心志，敛虚汗，驱渴。凡使入药，碎核取仁用。

郁李仁　味酸苦、气平。降也，阴中阳也。无毒。能破结润燥，然性却缓，有闭结难用硝黄者，用此代之最宜。凡用，碎核取仁，汤泡去皮，研烂方用。

菴䕡子　荆实、薏苡为之使。

味苦、气平。无毒。能散瘀血。

棕榈子　味苦涩、气平。无毒。能止血。其皮烧灰，主治亦同。

枇杷叶　味苦、气平。无毒。专清肺脏，故呕哕、烦渴、热嗽多用之。凡用，以粗布拭去毛，净捣，姜汁浸，炙微黄，锉碎，煎汤用。

牛黄　人参为之使。恶龙骨、龙胆、地黄，畏蜚蠊、牛膝、干漆，忌常山。

味苦、气平。有小毒。惟入肝经，专治筋病。若暴中风者骤用之，恐引风入脏，最宜审用。

天麻　味苦辛、气平。无毒。赤箭乃其苗也。按《别说》①云：天麻言根，用之有自内达外之理；赤箭言苗，用之有自表入里之功。盖根则抽苗，径直而上，非自内达

---

　① 别说：宋医药学家陈承编著《重广补注神农本草并图经》中表达个人见解时使用的标识。至李时珍时以《本草别说》代指陈氏本草书。

外乎？苗则子熟而落，反从秆而下至土，非自表入里乎？以此而观，可以见内外主治之理，而亦可旁通夫诸药根苗之用矣。

天南星　畏生干姜及黑附子。

味苦辛、气平。可升可降，阴中阳也。有毒。乃上行治肺经本药，欲下行须黄柏引之。凡用须泡，生姜制过；或研，填入牯牛胆，腊月风干，过年成块，锉碎复炒，谓之胆星，最治风痰，可代牛黄。

京三棱　味苦辛、气平。阴中之阳。无毒。状若鲫鱼，黄大体重者佳。面包火炮，加醋复炒过灵。专破血中之气。虚者忌煎，恐损真气。别有三种。黑三棱色若乌梅，轻松去皮则白。草三棱形如鸡爪，屈曲根上生根。石三棱色黄体重，坚硬如石。总消诸气，主治相同。

没药　味苦辛、气平。无毒。能破血止痛。入药擂细，然须竹箬火上制到烟尽为度，乃得研用。

萆薢　薏苡仁为之使。忌牛肉，畏葵根、牡蛎、柴胡、大黄。

味苦甘、气平。无毒。治风痹于关节，扫恶疮于肌肤。又与菝葜相类，但菝葜根作块赤黄，萆薢根细长浅白。凡用，利刀切片，酒浸，烘干用。按近道所产呼为冷饭团，即萆薢也。俗之淫夫淫妇多病杨梅疮，用轻粉愈而复发，久则肢体拘挛，变为痈漏，用萆薢三两，或加皂刺、牵牛各一钱，水六碗，煎耗一半，温三服，不数日①瘥。原因水衰，肝挟相火凌土，土属湿，主肌肉，湿热郁于肌腠，故为痈肿。经曰：湿气害人皮肉筋脉，是也。萆薢味淡，去脾湿，故拘挛、痈漏并愈，此亦理也。初病服不效者，火盛，湿未郁也。萆薢长于去湿，而劣于去热，病久则火衰，湿郁用之，故效也。

女贞实　味苦甘、气平。无毒。能补血，乌发须。同旱莲草或地黄熬膏，渍酒用。

桑寄生　味苦甘、性平。无毒。能追风湿，善理女科。惟桑上者佳。阴干任用，勿令见火。

桃仁　味苦甘、气平。苦重于甘，降也，阴中阳也。无毒。入手厥阴包络及足厥阴肝经。苦以破滞气，甘能生新血，老人虚秘殊功，中焦蓄血立效。凡用，劈核取仁，泡，去皮尖，研②泥烂。

牛膝　忌牛肉，畏白前，恶萤火、陆英、龟甲。

味苦酸、气平。无毒。类有雌雄，雌者节细、茎青、根短，坚脆无力；雄者节大、茎紫、根长，柔润有功。善引诸药下走如奔，故凡病在腰腿胻踝之间，必兼用之勿缺也。

五倍子　味苦酸、气平。属金与水。无毒。性最收

---

① 日：原作"多"，据文义改。
② 研：此下原衍"皮"字，按上文已言"去皮尖"，则此不当再有"皮"字，故据文义删。

敛，故能止痢却痰。

牡蛎　贝母为之使。宜蛇床、牛膝、甘草、远志，恶吴茱萸、麻黄、辛夷。

味咸、气平。无毒。入少阴肾经。茶清引，能消结核疽；柴胡引，能去胁下硬。同大黄泻热，焮肿即平；同熟苄①益精，尿遗可禁。麻黄根共作散，敛阴汗如神；川杜仲共煎汤，固盗汗立效。髓疸日深嗜卧，泽泻和剂频调。又单末蜜丸水吞，能令面光，时气不杂；能软坚消痰，无非以其味咸也。凡用，左顾者佳，火煅微红，杵细用。

鳖甲　恶理石、矾石。

味咸、气平。无毒。色绿七两为佳，裙多九肋益妙。煮脱效少，生剔性灵。治劳热，渍童便；磨坚积，渍酽醋。周昼夜文武火②炙脆，入石臼杵碎成霜用。

蛤蚧　味咸、气平。有小毒。最治痨嗽，入药以酥炙、研成。倘或买诸市家，务须口含少许，奔走百步不喘者方真。然此物常惜尾梢，见欲取之，辄自啮断。采须全具，入药方灵。

铁华粉　味咸、气平。无毒。善能镇坠，又消癥瘕宿食，与铁粉、针砂功用大同。但脾胃虚者，服之未有不害，最宜详用。

白僵蚕　恶茯苓、萆薢、桔梗、桑螵蛸。

---

① 熟苄（hù户）：即熟地黄。《尔雅·释草》："苄，地黄。"
② 火：原脱，据文义补。

味咸辛、气平。升也，阴中阳也。属火，有土与木，得金气僵而不化。一说性温，有小毒。凡用，取僵直而死者，勿令中湿，犯则弃之，务择色白成条，炒去丝及嘴。亦能驱分娩、罢余痛，解伤寒后阴易。茧内变化，名原蚕蛾，乃重养晚蚕，气温、味咸，有小毒。入药务择雄者，以其敏于生育。去翅足，微火炒黄。能强阴道，交接不倦；益精气，禁固难求^①；亦灭瘢痕，兼止尿血。屎名蚕沙，性温，治湿痹、瘾疹、瘫风，主肠鸣、热中、消渴。又有蚕退，用宜烧灰，多治血风，甚益妇人，然必老蚕蜕皮方是，如蚕种纸则非，须微炒过用。蚕茧烧研、酒调，可使肿痈透孔，与茅针同功。练丝汤瓮贮埋土内，年深可除消渴，降相火，下泄膀胱。

龟甲　畏狗胆，恶沙参。

味咸甘、气平。有毒。一云属金有水，阴中阳也。无毒。专补阴衰，善滋肾损，因其性灵，或取补心。用宜分阴阳，杀死煮脱者力微，自死肉败者力猛，只取底版，悉去旁弦。精制，择真酥油，或用猪脂、醇酒，荐^②涂荐炙，直待脆黄，杵细末作丸。十二月忌食，犯之则损命。

凉性药品凡二十九种

铅丹　味辛、气微寒。无毒。有镇坠收敛之能，经

---

① 求：原作"来"，据文义改。
② 荐：通"洊"，屡次，一次又一次。白居易《捕蝗》诗："荐食如蚕飞似雨。"

云：涩可去脱是也。故烧针丸中用之，以止泻痢。凡用，先入水飞净沙土，后加火炒变色。可入丸散、煎膏，不入汤用。

石膏　鸡子为之使。恶莽草、马目、毒公、巴豆，畏铁。

味辛甘、气微寒。气味俱薄，体重而沉降也，阴中阳也。无毒。入肺、胃、三焦之经。辛能出汗解肌上行，甘能缓脾益气生津。故风邪伤阳，寒邪伤阴，总解肌表可愈；胃热多食、胃热不食，惟泻胃火能痊。易老云：大寒剂、胃弱食不下忌服，血虚、身发热禁尝。单研末，和醋丸，治食积痰火胃脘痛甚验。

贝母　恶桃花，畏秦艽、礜石，反乌头。厚朴、白薇①为之使。

味辛苦、气平微寒。无毒。凡用，滚水泡五七次，去心，入药用。有独颗团不作两片、无皱者，名丹龙②精，不入药，误服令人筋脉永不收，用黄精、蓝汁合饮即解。按贝母能散心③胸郁结之气，殊有④功，世俗多以半夏有毒，弃而不用，每取贝母代之，不知贝母乃太阴肺经之药，半夏乃太阴脾、阳明胃经之药，安得而相代耶！故咳嗽吐痰，虚劳吐血咯血，痰中见血，咽痛喉闭，肺痈肺

---

① 白薇：《本草纲目·贝母》"气味"引徐之才作"白薇"。
② 龙：原作"尤"，据《证类本草·贝母》引雷敩改。
③ 心：原无，据《证类本草·贝母》引陈承补。
④ 有：原无，据《证类本草·贝母》引陈承补。

痿，乳痈及诸郁疽①，贝母为向导也，半夏乃禁用。若美味膏粱，炙煿大料，生痰致火上攻，故令昏愦不省人事，口噤偏废，僵仆不语，非半夏、南星曷可治乎，以贝母则束手待毙矣。

薏苡仁　味甘、气微寒。无毒。专疗湿痹，且治肺痈。但药力和缓，凡用须倍于他药。

萱草根　味甘、气凉。属木，无毒。性下行，走阴分，治沙淋、酒疸，酒煎亦疗破脑伤风，安五脏，轻身，利胸膈，明目。

龙骨　得牛黄、人参良，畏蜀椒、干漆、理石。

味甘平、气微寒，阳也。无毒。能涩滑脱，收敛浮越正气，故下血崩带、泄精虚汗多用之。经云涩可去脱，是也。凡用，五色全者上品，白中黄次之，黑者极低。舐粘舌不假，煅脆研细方精。仍水飞淘，免着肠胃。齿，定心安魂，男妇邪梦纷纭者急服。角，却惊退热，小儿痰盛发搐者宜求。涎，可制香。脑，能断痢。遗沥，粘木，类蒲槌，名紫稍花，号为阴冷无孕仙丹。胞胎，似鱼鳞，腥臊。景天、瓦松同煎，经闭不通要药。《卫生宝鉴》曰：龙齿安魂，虎睛定魄。此各言其类也。盖东方苍龙，木也，属肝藏魂；西方白虎，金也，属肺藏魄。故魂飞扬者，治以龙齿；魄不宁者，治以虎睛。其取义概可见矣。

---

① 及诸郁疽：《本草纲目·贝母》"发明"引汪机作"痈疽及诸郁之证"，义胜。

丹砂　恶磁石，畏咸水。

味甘、气微寒。生饵无毒，炼服杀人。其色象火，主心，故能镇心、安神、定魄，亦扫疥瘰疮疡，盖以诸疮皆火所为故也。凡用，须择豆砂、米砂明彻者为优，磁钵擂细，清水淘匀，方臻效验。水银系朱砂煅炼之液，畏恶同朱砂，性大毒，能杀疮虫，绝胎孕。轻粉又系水银再升，加盐、皂矾二物，性尤燥烈，其功惟治外科。所忌一切生血。

前胡　半夏为之使。畏藜芦，恶皂角。

味甘辛微苦、性凉。无毒。去痰实如神，治结气即逐。凡用，刮去苍黑皮，并髭土了，细锉，用甜竹沥合润，于日中熬干用之。

麦门冬　地黄、车前为之使。畏苦参、青葙、木耳，恶苦芙、苦瓠、款冬花。

味甘微苦、气平微寒。降也，阳中微阴也。无毒。入手太阴经、少阴经。与五味、人参同煎，为生脉散；合地黄、阿胶、麻仁共剂，能润经益血、复脉通心，亦能疗心腹结气，伤中①伤饱、胃络脉绝。凡用去心，不令人烦。按天麦二冬并入手太阴经，而能驱烦解渴，止咳消痰，功用似同，实有偏盛也。麦冬兼行手少阴经，清心降火②，使肺不犯于贼邪，故止咳立效；天冬复走足少阴肾，屡滋

---

① 伤中：原脱，据《证类本草·麦门冬》引《本经》补。
② 火：原作"心"，乃涉上文"心"字致误，据文义改。

肾元，使肺得全其母，故消痰殊功。先哲亦云：痰之标在脾，其本在肾。半夏能治痰之标，不能治痰之本。以是观之，则天冬能治痰之本，不能治痰之标，匪①特与麦冬异，亦与半夏异矣。

大、小蓟　味甘苦、气凉。无毒。虽系两种，气味不殊。大蓟破血消肿，止一切血；小蓟仅理血疾，不治外科。

葛根　味甘平、性微寒。无毒。气味俱薄，体轻上行，浮而微降，阳中阴也。阳明引经之药，足阳明行经的药。伤寒初病太阳，未入阳明者，切不可服；若头颅痛者，可服。花，消酒不醉。壳，治痢实肠。生根汁，大寒，专理天行热毒病。叶，捣敷金疮。蔓，可烧灰却喉痹。

升麻　味甘苦、气平微寒。味薄气厚，阳中之阴也。无毒。阳明本经药②，得白芷、葱白，亦走手阳明、太阴经。凡阳气不足者，用此于阴中升阳，若气上升者禁服。又伤寒太阳误服，是引寇贼入家也。形细实而黑者良，形大味薄不堪用之。发散生用，补中酒炒，止咳、汗蜜炒。又朱丹溪用升麻代犀角者，不过引地黄等药入阳明经耳。舍此他用，岂复能乎？

紫葳　畏卤咸。

---

① 匪：通"非"。《诗·卫风·木瓜》："匪报也，永以为好也。"

② 药：原无，据《本草集要》补。

味酸、气微寒。无毒。取其有守能独行，故治妇人一切血疾，酒皶、热风亦效。

决明子　芪实为之使。恶火麻。

味酸苦甘、气平微寒。无毒。能除肝热，尤和肝气，收目泪，且止目痛；仍止鼻衄，亦治头风。一种青葙，亦名草决明，主治虽同，但形略殊，不可不辩也。

连翘　味苦、气平微寒。气味俱薄，轻则而浮，升也，阳也。无毒。手足少阳经、阳明经药，入手少阴心经。血症每为中使，疮科尝号圣丹，能散诸经血凝气聚，必用而不可缺也。又泻六经之火，实者亦用，虚者寡投。

丹参　畏咸水，反藜芦。

味苦、气微寒。无毒。专调经脉匀，善理骨节痛。单方用代四物，以其能去恶血、生新血也。更治肠鸣，幽幽滚下，如走水状。

茵陈蒿　味苦辛、气平微寒。阴中微阳。无毒。入足太阳经。治疸症发黄君主之药，亦治瘴疟、风热。凡用须叶去根，勿令犯火。

莲叶　味苦辛、气凉。无毒。能升少阳经气，亦散血止渴。荷鼻，安胎止血，去瘀生新。房，主血胀，亦解菌毒。花，镇心轻身驻颜。须，益肾涩精固髓。藕节，解热消瘀，同地黄捣汁，理产后血闷；入热酒、童便，治口鼻来红。子，利益十二经脉血气，安靖上下君相火邪，禁泄精、清心，去腰痛、止痢。凡用去心，不则成卒暴霍乱。

蒸食养神，生食亦微动气。

蒺藜子　乌头为之使。

味苦辛、气微寒。无毒。种有黑白，黑①成颗粒，其性多补，可合丸散，生取研成；白多刺芒，其力能攻，堪用煎汤，刺须炒去。

蔓荆子　恶乌头、石膏。

味苦辛甘、气微寒。阳中之阴。无毒。太阳经药。能理本经头痛，利关节，长须髭，通窍去虫，能坚齿动胃。虚者禁服，恐作祸生痰。

沙参　反藜芦，恶防己。

味苦甘、气微寒。无毒。足厥阴本经药也。肺寒用人参，肺热用沙参。人参补五脏之阳，沙参补五脏之阴。然虽补五脏，必须各用本脏药为佐使，引之则可也。

莎草根　味苦甘、气微寒。气厚于味，阳中阴也。无毒。能引血药至气分，而生血止血，炒黑；理气疼，醋炒。乃血中气药，凡诸血气所必用者也，故称曰“妇人要药”。又善开郁快气，久服利人，亦当解悟。凡用，忌犯铁器，童便浸透，砂锅炒成用。

枸杞子　味苦甘、性微寒。无毒。助阳滋阴，添精固髓，亦治肾家风眼，赤痛胀膜。凡用，去净梗蒂用。

地榆　恶麦门冬，宜人头发。

---

① 黑：原无，按上文言“种有黑白”，而下文只言“白”者，则此处当缺“黑”字，故据补。

味苦甘酸、气微寒。气味俱薄，阴中阳也。无毒。虽理血病，然专主下焦，血热可用，虚寒禁服。

芍药　没药、雷丸为之使。恶石斛，畏硝石、鳖甲、小蓟，反藜芦。

味苦酸、气微寒。气薄味厚，阴也，阴中之阳。有小毒。入手、足太阴经。有赤、白二种，赤者色应南方，能泻能散，生用正宜；白者色应西方，能补能收，酒炒才妙。若补阴，酒浸日曝，勿令见火。白芍药与白术同用补脾，与参芪同用益气，与川芎同用泻肝。妇人产后切忌煎尝，因其酸寒，恐伐生发之性故也。倘不得已，要用肉桂煎酒渍炒，血虚寒人亦禁莫服。经云：冬减芍药以避中寒。则可徵矣。

玄参　恶黄芪、干姜、大枣、山茱萸，反藜芦。

味苦咸、气微寒。无毒。足少阴肾经君主之药。此乃枢机之剂，管领诸气上下肃清而不致浊。又祛男子骨蒸传尸，散颈下痰核痈肿，惟此为最。凡用，须勿犯铜，噎人喉，丧人目。

败酱　味苦咸，气平微寒。无毒。入足少阴经、手厥阴经。散结热癥坚，治胬肉瞖膜，去疮疡而催胎孕，却风痹而推凝血。凡用粗杵，入甘草叶同蒸三伏时，去甘草叶用。

柴胡　半夏为之使。恶皂角，畏藜芦、女菀。

味苦、气平微寒。气味俱轻，阳也，升也，阴中之阳。无毒。少阳经、厥阴经行经之药，病在半表里者必用之剂。又去早晨潮热。在经主气，在脏主血，亦妇人胎前产后血热必用之药也。经脉不调，加四物、秦艽、牡丹皮，治之最效；产后积血，佐巴豆、三棱、蓬莪茂，攻之即安。又引清气顺阳道而上行，更引胃气司春令以首达。凡用去芦，上升酒浸炒；止咳补中蜜炒；下行用梢宜生。按《衍义》云：《本经》并无一字治劳，今人治劳方中鲜有不用，误世甚多。尝原劳怯，虽有一种真脏虚损，复受邪热，热因虚致，故曰劳者牢也。亦须斟酌微加，热去即当急已也。设若无热，得此愈增。《经验方》治劳热，青蒿煎丸少佐柴胡，正合宜尔，故服之无不效。日华子竟信为然，就注《本经》条下，谓补五劳七伤，除烦而益气力。《药性论》又谓治劳乏羸瘦。是皆不知妄作、自作佣者也。若此等病，苟无实热，医者执而用之，不死何待？本草注释，岂可半字卤莽耶！万世之后，所误无穷，谁之咎也？若如仲景治伤寒、寒热往来如疟之证，制大、小柴胡及柴胡加龙骨、柴胡加芒硝等汤，此诚切要之药，万世之所宗仰，而无罅议者也。

寒性药品 凡七十八种

牡丹　忌胡葱，畏菟丝。

味辛苦、气寒。阴中微阳。无毒。入足少阴肾及手厥阴包络。赤者专利少，白者兼补多，入药之间不可不知。易老云：治神志不足。神者手少阴心，志者足少阴肾也，故仲景八味丸用之。又牡丹乃天地之精，群花之首，叶为阳发生，花为阴成实，丹为赤即火，故能泻阴中之火。牡丹皮入足少阴肾、手厥阴包络，故治无汗骨蒸；地骨皮入足少阴、手少阳，故治有汗骨蒸也。

大戟　小豆为之使。反甘草、海藻、芫花，恶薯蓣，畏菖①蒲、芦根、鼠屎。

味辛甘、气大寒。阴中微阳。有小毒。除块破积，利水消肿，散癥坚逐瘀，通月信坠胎。苗名泽漆，苦辛、微寒。使赤小豆，退浮肿、面目水气，专利大小肠。

葶苈　榆皮为之使。

味辛苦、气大寒。阴中之阳，沉也。无毒，一云有小毒。味有苦、甜二种，苦者行水，走泄迅速，形壮症重堪求；甜者行水，走泄缓迟，形瘦症轻宜服，肺喘痰咳甚妙。但久服虚人，须记勿犯。凡用，以糯米相合于垗上，微焙，待米熟去米，单捣用。

姜黄　味辛苦、气寒，又云温。无毒。主治功力烈过郁金，其行血下气最捷。

藜芦　味辛、气寒。有毒。黄连为之使。专能发吐，不入煎汤，惟作散用。

防己　恶细辛，杀雄黄毒，畏女菀、卤咸、萆薢。

味辛苦，气平寒。阴也，无毒。通行十二经。汉者主

---

① 菖：原脱，据《证类本草·大戟》引苏恭补。

水气，木者理风邪；治下部湿热用汉，治上部风湿用木。按防己苦寒纯阴，泻血中湿①热，通血中滞塞，补阴泻阳，助秋冬泻春夏之药也。然而阴虚内热之人，与上焦气分之热大渴引饮，及外感风寒传肺亦令小便赤黄不通，此上焦热病，以上三者皆禁用血药，防己不可用也。久病津液不行，上焦虚渴，亦禁防己。若下焦湿热流入十二经，以致二阴不通，亦须审用。

兰草　味辛甘、气平寒。无毒。禀金水清气而似有火，能散积久陈郁之气，胆瘅必用，消渴须求。

凝水石　恶地榆。

味辛甘、气寒。无毒。有却热解毒之能。凡用，须研极细，服加姜汁。

雄黄　味苦辛甘、气平寒。无毒。赤如鸡冠，明彻无臭气者可服；有臭气者仅治疮疡，辟邪解毒。误中毒者，防己解之。

雌黄　味辛甘、气平寒。有毒。去疥瘸息肉，身面白驳，恶疮死肌，虫毒邪恶，并与雄同。

水萍　味辛酸、气寒。无毒。发汗甚速，风毒兼躯，背紫者佳。

淡竹叶　味辛苦、性平②寒。无毒。可升可降，阳中

① 湿：原作“温”，据《本草纲目·防己》“发明”改。
② 性平：原作“平性”，据文义乙正。下文“茹”之“平性”亦倒，同乙正。

阴也。专凉心经，善理痰热。茹，性平寒，无毒。炒枯入药，善治胃热呃逆，噎膈呕哕。沥，味甘、性大寒，无毒。止惊悸，却痰涎。痰在手足四肢，非此不达；痰在皮里膜外，有此可驱。但世俗以为大寒，不知经火煅出，又佐姜汁，有何寒乎！

青皮　味辛苦、气寒。味厚，沉也，阴也，阴中之阳。无毒。入手少阳三焦经。破滞气，愈低而愈效；削坚积，愈下而愈良。引诸药至厥阴之分，下引食①入太阴之仓。小腹癖积甚者莫缺，左胁郁怒痛者须投。切莫服过，恐损真气，老弱虚羸，尤当全戒。

冬葵子　味甘、气寒，性滑利。无毒。滑胎易产，除淋利便，通乳汁，溃痈脓。亦解川椒、丹石毒。

茅根　忌犯铁器。

味甘、气寒。无毒。通淋逐瘀，止劳伤吐衄。苗，破血，下水肿。花，止血，罨金疮。茅针，禁崩漏，塞鼻洪，肿毒服之可溃。屋陈茅，煎浓亦可止血。烂茅酱汁和研，斑疮虫咬疮可敷。

苎根　味甘、气寒。无毒。主时疫大渴狂呼，并金石服多燥热，丹毒痈疽俱却，胎漏下血并除。皮作枕，止血晕；安脐上，去腹疼。渍苎汁，消渴、蚕咬一饮可解。

甘蔗根　味甘、气大寒。无毒。其主治与苎根大同。

---

①　引食：原作"饮"，据《本草纲目·橘》"青橘皮发明"改。

其焦油黑须发，改暗风痫。

蜀葵花　味甘、气寒。阴中之阳，无毒。色有二种，治亦不同。红者，治赤带、赤痢如神，血燥兼治；白者，驱白带、白痢速效，气燥亦驱。疗痰疟，去邪气，阴干为末食之。小花者，名锦葵，功用更强。根，利便，散脓血，理带下如神。

灯心草　味甘、气寒。属金与火。无毒。通窍利水之剂。

楮实子　味甘、气寒。无毒。有壮阳利水之功。凡用，酒浸一伏时，便蒸，从巳至亥，出，焙干用。

滑石　甘草、石韦为之使。恶曾青。

味甘、气大寒。性沉重，降也，阴也。无毒。入足太阳。利九窍，津液频生；行六腑，积滞不阻。性因滑利，故加滑名。坠胎甚速，孕妇忌服。按滑石治渴，非实能止渴也。资其利窍，渗去湿热，则脾气和而渴自止耳。然必天令湿热太过，人患小便不利而渴，正宜用此。若无湿，小便自利而渴者，是内有燥热，燥宜滋润，若用滑石，是重亡津而渴反盛矣，宁不害乎！

禹余粮　杜仲为之使。

味甘、气寒。无毒。乃镇固之剂，经曰重可去怯，是也。凡用，火煅醋淬，伏用磁钵擂水，澄汁清，勿留砂土用。

桑白皮　续断、桂心、麻子为之使。

味甘而辛，甘厚辛薄，气寒。可升可降，阳中阴也。入手太阴。无毒。甘助元气，辛泻火邪，是泻肺中火邪，非泻肺气之药也，是以虚羸喘嗽、唾血尤宜用之。根，出土者杀人，而东行者得气。皮中白汁，煎如糖赤，可推老痰、宿血。叶，可洗眼，去风泪，敷扑损瘀血，消水肿而利关节，止霍乱而除风痹。枝，去手足拘挛，润皮毛枯槁，利阴管通便，治眼眶退晕，亦治喘嗽，兼消痈肿。椹，开关利窍，安魂镇神。桑花，涩肠，止一切血。桑耳，散血如神，止血甚捷。其桑寄生，别在平性药品。

防葵　味甘辛苦、气寒。无毒，一云有小毒。主膀胱热结，治鬼疟癫痫；治疝瘕且除肾邪，摩血瘤兼坚筋骨。凡用，勿误用狼毒；中火者，服之令恍惚如见鬼状。

甘菊花　枸杞根、桑白皮为之使。

味甘微苦、气平寒。属土与金，有水火。可升可降，阴中阳也。无毒。山野间，味苦茎青，名苦薏，能伤胃气；家园内，味甘茎紫者，为甘菊，兼补阴血。凡用，去枝梗蒂，亦要认真。

矾石　甘草为之使①。

味酸、气寒。无毒。种有数类，惟白治病多。能除息肉、去痼热，能分膈下之涎。但性多燥，久服损心肺、伤

---

① 使：原作"吏"，据文义改。

骨，为医者不可不知。

蝉蜕　味酸、气寒。无毒。去翳膜侵睛，除胬肉满眦，小儿瘾疹不快甚良。蝉花，止小儿天吊，瘛疭夜啼，浑身壮热惊痫，止渴尤佳。

车前子　常山为之使。

味甘咸、气寒。无毒。专入膀胱，兼疗肝脏。利小便不走精气，与茯苓同功。根叶，甘咸、性寒平，无毒。能止血。

泽泻　畏海蛤、文蛤。

味甘咸、气寒平。气味俱浮，沉而降也，阴也，阴中微阳。无毒。入足太阳、少阴经。按泽泻多服则昏目，暴服能明目，何也？盖味咸能泻肾中伏水，则胞中留久陈积之物由此而去也。泻伏水、去留垢，故明目；久则小便利，肾气虚，不昏目乎？然则淋沥水肿亦肾虚所致，苟不论虚实而久用之，何能无害。谓之利水通淋仙丹，果然也耶？

大黄　味苦、气大寒。味极厚，阴中之阴，降也。无毒。欲上行资酒制，酒浸达巅顶上，酒洗至胃脘中；载以舟楫少停，缓以国老不坠。如欲下行，务分缓速，速者生投，滚汤一泡便吞；缓者同诸药久煎，入剂多寡看人虚实。盖性沉而不浮，故用走而莫守。勿服太过，下血亡阴。

大青　味苦、气大寒。无毒。伤寒斑黄每每擅名，又治黄汗、黄疸、天行时疫，且止烦渴。叶，亦治痈肿。

地肤子　味苦、气寒。无毒。久服益精强阴，轻①身明目，却皮肤瘙痒，除热暗雀盲。叶，能渗泄泻，止血痢，又散诸恶疮毒。

茜草根　味苦、气寒。阴中微阳。无毒。凡诸血症并建奇功，而蛊毒吐血如烂肝尤妙。凡锉，忌犯铁并铅。

郁金　味苦、气寒，纯阴。属土与金，有水。无毒。气最轻扬，治郁遏殊妙。

黄连　黄芩、龙骨为之使。恶菊花、芫花、玄参②、白鲜。又忌参。畏款冬，胜乌头，解巴豆毒，恶猪肉，忌冷水。

味苦、气寒。味厚气薄，可升可降，沉也，阴也，阴中微阳。无毒。入手少阴心经。治诸火邪，各依③制炒：在上醇酒炒，在下童便炒，实火朴硝、虚火醋醋、痰火姜汁、伏火下焦④盐汤、气滞同吴茱萸、血瘕拌干漆末、食积泻陈壁土炒，肝胆火盛欲呕，必求猪胆汁炒。又为血药中使。又胡黄连，味苦、气平寒，又云寒，无毒。能治骨蒸潮热。

黄芩　山茱、龙骨为之使。恶葱实，畏丹砂、牡丹、藜芦。去腐烂入药。

---

① 轻：此前原衍"久服"2字，与上句重复，据删。
② 参：原脱，据《本草纲目·黄连》"气味"引徐之才补。
③ 各依：原作"依各"，据文义乙正。
④ 伏火下焦：据文义似当作"下焦伏火"。

味苦、气平寒。味薄气厚，可升可降，阴也，阴中微阳。无毒。枯飘者名宿芩，入手太阴，上膈酒炒为宜。坚实者名子芩，入手阳明，下焦生用最妙。又云上部积血，非此不除。

苦参　玄参为之使。反藜芦，恶贝母、菟丝子。

味苦、气寒。沉也，纯阴。无毒。能除湿热，驱风逐水，且杀疮毒，养肝益肾，但峻补阴气，降而不升，用者不可不知也。

马兜铃　味苦、气寒。无毒。痰喘劫剂。凡用，去革膜，取向里匾子，入药微炒燥为良。

紫草　味苦、气寒。无毒。单煮可托豌豆疮疹。凡使，须用蜡水蒸之，待水干，取去头并两畔髭细，锉用。

山豆根　味苦、气寒。无毒。解咽喉肿痛，亦消痰毒。

牵牛子　味苦、气寒。属火善走。有毒。有黑白二种：黑者力速，白者效迟。炒研、煎汤，并取头末，最泻上焦元气，非湿胜气难施化，致大小便不通者，不宜用之。若湿病根在下焦，是血受病，反用牵牛泻气，甚不可也。

草蒿　味苦、气寒。无毒。凡用，使叶勿使子，使根勿使茎，四者若同，反者成疾。得童便浸之良。

豨莶　味苦、气寒。有小毒。治风邪口眼㖞斜，治湿痹腰脚疼痛。九蒸九晒，蜜丸最妙。

山枝子　即山栀子。

味苦、气寒。味薄，阴中阳也。无毒。入手太阴肺经。留皮除热于肌表，去皮却热于心胸，因轻浮象肺、赤象火，故泻肺中之火。本非吐剂，仲景用为吐药者，为邪气在上，拒而不纳，食令上吐，邪因得出。经曰：在高者，因而越之。此之谓也。亦不能利小便，易老云：用利小便者，实非利小便，乃清肺也，肺清而气化，则小便自出矣。故丹溪亦曰：解热郁，行结气，其性屈曲下行，大能降火从小便泄去，人所不知也。

秦皮　大戟为之使。恶吴茱、苦瓠、防葵。

味苦、气寒。沉也，阴也。无毒。功专治眼，煎汁洗良。益男子精衰，止妇人带下。风寒湿痹兼驱①，热痢后重且却。经云：以苦坚之。故用白头翁、黄柏、秦皮之苦剂也。

芦荟　味苦、气寒。无毒。杀虫去疳，镇心明目。一名象胆，以其味苦如胆也。

川楝子　味苦、气寒。阴中之阳。有小毒。治温疾伤寒，大热癫狂，止上下部腹痛心痛，止疝气，利水道，杀三虫，愈疥疡。凡用肉莫用核，用核莫用肉。根亦杀虫，利大肠。

---

① 驱：原作"呕"，据文义改。

地骨皮　味苦平、性寒。无毒。入足少阴肾脏、手少阳三焦。升也，阴也。疗在皮无定之风，去肌骨五内邪热。利二便，强阴强筋；除肺热，凉血凉骨。

栝楼实　枸杞为之使。畏牛膝、干漆，反附子、乌头，恶干姜。

味苦平、气寒。味厚气薄，属土有水，阴也。无毒。润燥之剂，虚怯劳嗽当求。凡用仁渗油只一度，兑入恶心毋多次，失药润性。根名天花粉，味苦甘、气寒。入地深者良，善润心中枯渴，大降膈上热痰。

常山　忌菘菜、鸡肉、葱。

味苦辛、气寒。无毒。截疟吐痰殊功，水胀鬼蛊甚效。勿滚热下咽，必露冷过宿。年老久病人全忌，形瘦稍虚者禁尝。苗名蜀漆，味苦纯阳，使宜栝楼、桔梗，能破癥坚结积。余治与常山大同。切勿服多，亦忌恶吐。

紫参　味苦辛、气寒。无毒。能通窍，除肠胃大热血症，今人小儿痘疹多用之，仲景亦用治痢。

芫花　味苦辛、气寒。无毒。行水甚猛，散气亦灵，用者最宜斟酌。

瞿麦　蘘草、牡丹为之使。恶螵蛸。

味苦辛、气寒。降也，阳中微阴。无毒。凡使，只用蕊①壳，不用茎叶。若一时使，即空心，令人气咽，小便

---

① 蕊：原误作"藁"，据《证类本草·瞿麦》引雷敩改。

不禁。

知母　味苦辛、气寒。气味俱厚，沉而降，阴也，阴中微阳。无毒。乃足少阴本药，而又入足阳明、入手太阴也。引经上行①，酒炒才升；益肾滋阴，盐炒便入。有汗骨蒸最妙，久服令人作泻须知。凡用，去净皮毛，忌犯铁器。柔软肥白有力，枯黯无功。

夏枯草　味苦辛、气寒。无毒。能破瘿瘤结气，散瘰疬鼠瘘。

黄柏　味苦微辛、性寒。阴中之阳，降也。无毒。足少阴经药，足太阳引经药。安虚哕蛔虫，泻隐伏龙火；肠风下血立效，热痢见血殊功；去脐腹虚疼，逐膀胱结热。加黄芪汤中，能使足膝涌出气力；入苍术散内②，可俾下焦行去湿热。妇人带漏亦可用。欲上行酒炒，入肾盐炒。

朴硝　大黄为之使。

味苦辛咸、性大寒。无毒。降也，阴也。辛能润燥，咸能软坚。除胃腑邪气，推陈致新；却天行疫痢，消肿败毒。凡百病③实热可以泻除。煮炼者，为芒硝，能消痰癖，涤肠胃。以萝卜、豆腐、冬瓜煎成者，曰玄明粉，性微温，治一切热毒风，并五脏闭结。若如方书所云，能去五

---

① 行：原作"颈"，据《本草纲目·知母》"根修治"引李时珍改。

② 内：原无，按此句与上句为对文，上句即作"加黄芪汤中"，则此句当作"入苍术散内"，故据补。

③ 病：原脱，据《证类本草·朴硝》引《本经》补。

劳七伤、内搜众疾之说，是又尽信书则不如无书也。用者详之。

草龙胆　贯众为之使。

味苦涩、气大寒。气味俱厚，阴也。无毒。去肠中小虫，益肝胆二气，除下焦湿肿，疗客忤疳气。酒浸，为柴胡辅佐，上行治眼目赤疼。空腹勿服，令人溺遗。

樗白皮　味苦涩、气寒。有小毒。能止滑脱，亦杀虫毒。用与椿白皮同，但椿气温而叶香，此气寒而味臭，此为异耳。

天门冬　地黄、贝母为之使。畏曾青，忌鲤鱼。

味苦甘、气平大寒。气薄味厚，升也，阴也，阳中之阴。无毒。入手太阴经、足少阴经。苦以泄滞血，甘以助元气。治肺热之功多，患人体虚而热加而用之。但专泻而不收，寒多者禁服。肺气喘促者，加人参、黄芪，用之神效。

甘遂　反甘草，恶远志。

味苦甘、气大寒。有毒。性专行水，破聚散结。凡用斟酌，切勿妄投。

地黄　得麦门冬、清酒良。畏芜荑，恶贝母，忌三白。咀犯铁器肾消，食同萝卜发皓①。

味苦甘、气寒。味厚气薄，沉也，阴中之阳。无毒。

---

① 发皓（hào 号）：指须发变白。《本草纲目·地黄》"气味"引甄权曰："葱蒜萝卜诸血，令人营卫涩，须发白。"

入手少阴、太阳经。江浙生者，质虽光润力微；怀庆生者，皮有疙瘩力大。脉洪多热，加用无妨；脾胃有寒，最宜斟酌。上达补头脑虚，外行润皮肤燥，必资酒浸；有痰膈不利及酒病人，服必姜汁炒用，恐滞膈作胀满也。酒蒸黑名熟地，性微温，入手足少阴经、厥阴经。伤寒后胫胀最痛殊功，新产后脐腹急痛立效。《机要》① 云：脐下痛者肾经也，非熟地黄不能除。补肾益阴宜丸，加当归为补髓。

蓝实　味苦甘、气寒。无毒。属木有水。能使散败亡血，分诸经络，故解诸毒，得效之速焉。青黛，能收上膈痰火，并五脏郁火。

豆豉　味苦甘、气寒。无毒。虽理瘴气，专治伤寒；佐葱白散寒热头痛，助栀子除虚烦懊恼；善能发汗，亦安胎孕。

代赭石　干姜为之使。

味苦甘、气寒。无毒。入少阳三焦及厥阴肝脏。治崩带胎衣不下，疗惊痫尿血遗溺，阴痿不举能扶，惊气入腹可愈。《圣济经》曰：怯者惊也。怯则气浮，重剂以镇之，代赭之重以镇虚逆也。孕妇忌服，能堕胎元。

井泉石　气大寒，无毒。能消肿毒，善疗痌热，解心脏热结，止肺经热嗽，总治诸热，别无所能。

---

①　机要：此指《活法机要》。为金元著名医家李东垣撰著。

枳实　味苦酸、气寒。味薄气厚，阴也，阴中微阳。无毒。枳壳则性壮①而缓，治高，高者主气，治在胸膈；实小则性酷而速，治下，下者主血，治在心脾。故胸中痞，肺气结也，有桔梗枳壳汤之煎；心下痞，脾血积也，有白术枳实汤之用。此高下缓急之分也。治痰有倒壁冲墙之捷，虚者亦宜审用。壳，味苦酸辛、微寒，无毒。阴也。多服能损至高之气，劳伤尤当全禁。

槐实　景天为之使。

味苦酸咸、气寒。无毒。能凉大肠去痔，洗下部湿痒，消乳瘕急痛，坠胎孕催产。嫩荚去风明目，老荚疏导风热。花苦平、无毒，理肠风泻血，塞痔漏来红。

犀角　味苦酸咸，一云辛甘。气寒，无毒。治诸血症，实大寒之剂。能使目明，有平晴之功；疗痘疹风热，安心神魂魄。能消胎气，孕妇忌之。按丹溪云：犀角属阳，其性走散，比诸角尤甚。习俗痘疮后多用以散余毒，或血虚有燥热者用之，祸不旋踵。又云：鹿取茸，犀取尖，以力之精锐在是，匪此为然，诸②角取尖俱相同也。

海蛤　蜀漆为之使。

味苦咸、气寒。无毒。能消痰结，并治气壅。又海石、海粉，即海蛤异名，粉又海石火煅研成者也。因咸能软坚，故治结顽痰块必用之。丹溪曰：海粉即海石，热痰

---

① 壮：原作"详"，据《本草纲目·枳》"枳壳发明"改。
② 诸：此前原重出"然"字，据文义删。

能降，湿痰能燥，结痰能软，顽痰能消。□□□散①，勿煎汤液。

白薇　恶黄芪、大黄、干姜、干漆、山茱、大枣。

味苦咸、气平大寒。无毒。《本经》谓：堪却伤中淋露，下水渗湿。然亦须审其热症乃可，不然宁勿用。

白鲜皮　恶桔梗、螵蛸，及茯苓、萆薢。

味苦咸、气寒。无毒。能通关利窍，亦必风热、湿热壅滞者，用之方宜。

海藻　反甘草。

味苦咸、气寒。无毒，一云：有小毒。沉也，阴中阴也。能消膈上项间痰壅，利水通淋，除胀消痈，破疝坠癥瘕。凡使，须用乌豆并紫背天葵，三件同蒸一伏时，候日干用。

海昆布　味咸、气寒。无毒，又云：有小毒。治同海藻，多服令人腹冷痛，发气吐沫。

海带　味咸、气寒。无毒，又云：有小毒。散瘿囊气瘰，亦疗风瘙水湿。

戎盐　即青盐

味咸、气寒。无毒。益气明目，止血强筋，助水脏而疗溺血，益精气而治疥疮。

地龙　味咸、气寒。属土与水，无毒。一云：大寒，

①　□□□散：此4字中3字因纸残致脱，疑作"可入丸散"。

有小毒。主风痫疟疾，去三虫尸疰。治大热狂言谵语，疗风结二便不通，肾风脚气俱效，黄疸行湿如神。白颈者佳。

羚羊角　味咸苦、气寒。无毒。专走肝经。因性属木，解寒热于肌肤，散温风于骨肉，安惊狂，辟不祥[1]，退发搐卒痫，驱败血冲心，明目益气，轻身强阴，健筋坚骨。但此药难得真者，须锯角取尖，认弯蹙处有挂痕深入者才真，听人耳边似有响声微出者尤妙。

诸　水

禀天乙气，居五行先，草木资以发生，黎民藉以养育。普天之下，惟水最多，大则为海为江为河，小则为潭为溪为涧，乡市有塘有井，崖谷有溜有泉。味甘辛咸淡自殊，性动静缓急亦异，用烹煎饵，各有所宜，苟弗详知，安求效验。长流水者与千里水，手足四末之疾，非此莫攻；顺流水与朝东水，大小二便滞留，用斯即利。逆流水堪吐上焦胸膈风痰，资易上涌；急流水可去下体腿胯湿痛，伏[2]竟下行。井华汲在早晨，补阴虚，并清头目，盖缘天一真气，浮[3]结水面而未开。山春水觅于长夏，退时疫且却温黄，乃因夏至阴生，起从地底而极冷。半天河水，质极清洁而不浊，堪炼丹药，欲成仙者须求。菊英

卷之下

一九九

---

① 祥：原作"样"，据《证类本草·羚羊》引《本经》改。

② 伏：《本草蒙筌》作"伏"。

③ 汲在早晨……真气浮：此18字因纸残致脱，据《本草蒙筌》补。

水，气甚馨香而最甘，可烹茗芽，望延寿者宜啜。春雨水，气生春升而生发，中气不足、清气不升及年壮未嗣人煎服极妙。秋露水，性禀秋降而肃清，痨虫伤尸、疳虫作胀并年深染祟者取饮最佳。腊雪水瓮贮，掘地埋藏，性酷寒，治春夏时行疫毒。甘澜水器盛，以物扬跃，气柔缓，调冬月阴证伤寒。新汲水，养心神，诚获奇效。无根水，扶脾胃，果有神功。仍有地浆，是人造者，挖地坎，以水沃中搅浑浊，澄清取服，恶毒能解，烦热能驱，枫上毒菌误食笑不止者即安，山中毒菌误食几死者立效。

二　集①

食治门

米谷类②凡二十一条

粳米　无毒甘平味，能和五脏补脾胃，长肌坚骨止泄烦，强志益精又益气。蘖米③温中宿食消，杵糠下噎取其义。入手太阴、少阴经，《液》④云：白虎汤用之入肺，以阳明为胃之经，色为西方之白也。少阴症桃花汤用此，甘以补正气；竹叶汤用此，甘以益不足。蘖米，即谷芽也。

---

① 二集：原无，据原书目录补。

② 米谷类：原作"米谷部"，据原书目录改。

③ 蘖（niè 聂）米："蘖"通"蘖"，《说文通训定声·泰部》："蘖，假借为蘖。"故下文云："蘖米，即谷芽也。"

④ 液：此指王好古之《汤液本草》。

去壳，止^①取蘖中之米，故曰蘖米。味苦、温，无毒。主寒中下气，开胃消食，除烦热，性温于麦芽。杵糠，即春杵头细糠也。性平，主卒噎不下及反胃不止，刮取含之即去，亦取其春捣之义耳。又烧末服之，令易产。以糠作枕，损人眼目。

陈仓米　咸酸涩温，调胃能止泄如奔，宽中下气除烦渴，更消蛊肿封疮痕。凡热食即热，冷食即冷，假以火气，体自温平。

糯米　甘温主温中，止吐泻乱安胎宫，炒黑敷疮黄止衄，多食热壅气不通。秆又退黄并蛊毒，煮汁饮之立见功。多食生热，壅诸经络气，令人神昏，噫酸胀闷，久则动风发疮，缓筋身软，不能行。稻秆，治黄病通身及蛊毒，煮汁饮之效。

黍米　益气味甘温，肺病相宜多则烦，赤者微苦止咳嗽，霍乱泄痢作粥餐。秫米能润大肠燥^②，酿酒蹉急自然伸。不可久食，多热令人烦闷，昏五脏，好睡，发宿疾，缓筋骨，绝血脉。合葵菜食成痼疾，合牛肉、白酒食生寸白虫。赤黍米，味苦、微寒，无毒。主咳嗽咳逆，霍乱，主泄痢，除热，止渴下气。《衍义》云：但可为糜，不堪为饭，粘着难脱，然亦动风。秫米，味甘、微寒，无毒。止寒热，利大肠。能壅五脏气，动风，不可常食。

---

① 止：只，仅。《庄子·天运》："止可以一宿，而不可以久处。"
② 燥：原作"操"，据《医学入门》改。

稷米　本是五谷长，甘芳可爱供祭饷，利脾胃解毒苦瓠，多食令人发痼冷。性冷，无毒。主益气安中，补不足，利脾宜胃，治热，解苦瓠、丹石毒。多食发三十六种冷病。不可与附子同食。

穬麦　除热味甘寒，令人轻健气力完。大麦咸温止消渴，调中益气可常餐。无毒。主轻身除热，久食令人多力健行。不动疾，惟先患冷气人不宜。大麦，无毒。主消渴，除热，调中益气，补虚劣，壮血脉，实五脏，肥肌肤，益颜色，化谷食，疗胀止泄，头不白。不动风气，暴食之，稍似脚弱，为下气及肾腰故也。久甚宜人，熟即益人，带生即冷，损人。作面无热躁，胜于小麦。蜜为之使。

小麦　甘凉养心肝，除烦止渴利便难，润咽更止漏唾血，浮者盗汗即时干。麦苗退热消酒疸，麦奴治疫解金丹。麦奴，即苗上黑霉。

面　性甘温能补虚，强气厚肠实肌肤，面凉调中仍去热，面筋益气腹宽舒。荞麦甘平去滓秽，食久风动脱眉须。甚有湿热，能发诸病壅热，小动风气，不可常食。凡面食，熟则益人，生则有损。荞麦，性寒、无毒。实肠胃，益气力。久食动风，令人头眩。和猪羊肉食之，心热风癫，脱人眉须。

大豆　甘平除胃热，逐水通淋散积结，破瘀治风及痈疮，消谷宽膨炒作屑。豆腐宽中脾胃和，大肠浊气能清别。煮汁甚凉，可以压丹石毒，解乌头诸药毒，杀牛马瘟毒，兼能调中下气止痛，通关脉，杀鬼毒，治喉痹。有黑白二种，黑者入药，白者不用。其紧小者为雄豆，入药尤佳。恶五参、龙胆，得前胡、乌喙、杏仁、牡蛎良。白豆，即今之饭豆，味咸平，肾之谷，肾病宜食。补五脏，暖肠胃，调和十二经脉。其嫩叶谓之藿，可作菜食，利五脏，下气。豆腐，味甘平，宽中益气，和脾胃，下大肠浊气，消胀满。中寒多泄多屁者忌食。

　　大豆黄卷　味甘平，湿痹筋挛膝痛疼，更除气聚并积结，褥妇瘀血即时行。绿豆作者堪为茹，解热醒酒心自清。即豆芽也。以生豆为之芽，出便晒干，名为黄卷。无毒。去黑志①面黯，润皮毛，益气，解毒。入药微炒。

　　绿豆　甘寒解诸毒，热风消渴研汁服，更治霍乱消肿浮，作枕清头明眼目。粉糁痘疮不结痂，脾胃虚人难克伏。皮寒、肉平，无毒。解一切药草、虫鱼、牛马、金石等毒，入药须带皮用之，去皮即小有雍气。豆粉，甘平、无毒。熟者胶粘，难得克化，脾胃虚弱人病者忌之。

　　淡豆豉　苦寒无毒，表汗吐烦及劳复，定喘止痢更安胎，脚痛痛肿敷且服。即常用豆豉，不入盐者佳。和葱白服之，发汗最速。

　　粟米　咸寒养肾气，胃虚呕吐作为丸，若除胃热须陈

---

① 志：通“痣”，《南齐书·江谧传》：“高宗胛上有赤志。”

者，更治消中利小便。即今之小米，山东最多。粟粉炒黑，鸡子白调，贴痛肿。

梁米　三种粟之类，青、黄、白味性相似，霍乱泄痢总能除，和中益气养脾胃。黄去风痹青涩精，白治胃热多呕哕。青者襄阳出，黄者西洛出，白者东吴出。作饭味甘而淡，性皆微寒无毒，惟黄粱得土中气，故味甘而平，俱养五脏，补脾胃，和中益气，止霍乱吐利烦渴，利小便，实大肠。

罂粟　甘平除风热，散胸痰滞胃中翻，竹沥作糜令下食，过服动脏又下元。

酒味　苦甘辛大热，大扶肝胃活气血，破癥行药辟恶邪，痰火病人宜樽节。糟性温中宿食消，一切菜蔬毒可杀。味辛者能散，为导引，可以通行一身之表，至极高之分。苦者能下，甘者居中而缓，淡者利小便而速下也。行药势引入诸经，不止与附子同杀百邪①恶毒气，御风寒雾露。丹溪云：本草止言其大热有毒，不言其②湿中发热近于相火，醉后恶寒战栗可见矣。其性善升，郁阻③肺气，助火生痰，变为诸病。病之浅者，或呕吐，或自汗，或疼痒，或鼻齇，或衄血，或泄痢，或心脾胃痛，尚可散而出也。病之深者，为消渴，为内疽，为肺痿，为内痔，为鼓

---

① 百邪：原缺，据《证类本草·酒》引《别录》补。
② 言其：原缺，据《医学入门》补。
③ 郁阻：原缺，据《医学入门》补。

胀，为失明，为哮喘，为劳嗽，为癫痫，为痰膈，为吐血，尤有为难名之病。陶隐居云：多饮伤神损寿，可不樽节以卫生乎？诸米酒有毒，酒浆照人无影者不可饮，合乳汁令人气结，合牛肉食令腹内生虫。酒后不得卧。凡酒忌诸甜物，酒毒葛花、红豆解之。酒类甚多，惟糯米面曲造者可入药用。甜糟，味咸温、无毒，去一切菜蔬毒，藏物不败，糅物能软，浸洗冻疮及①傅蛇蜂叮毒。红曲酒大热有毒，发脚气、肠风、痰喘诸疾，惟破血杀②毒，每辟山岚寒气，疗打扑伤则尤妙也。

醋　敛咽疮消痈肿，治疸散水破食癥，产后血晕堪熏鼻，烧酒肉毒吐如倾。多食损颜色，伤肌脏，损齿及筋骨，不益男子。

酱　味咸酸虽冷利，将和五脏有名义，除烦止热解药伤，火烧蜂虿痛掣指。孕妇合雀食令儿面黑。

饴糖　甘温补肺虚，止渴消痰咳自除，温胃进食更消瘀，胀呕湿热休含诸。入足太阴经，惟中满及呕吐忌之。丹溪云：属土而成于火，大发湿中之热。《衍义》谓：动脾风，是言末也。

甘蔗　甘平能润肺，消痰下气和脾胃，利大小肠解热烦，沙乳诸糖性相似。与笋同食成癥，不能行。

蜂蜜　甘平喜入脾，补中止痛痢痈奇，消烦除渴润便

---

① 及：原缺，据《证类本草·糟》引《日华子本草》补。

② 破血杀：原缺，据《医学入门》补。

燥，目赤口齿诸疮宜。惟中寒有湿者禁用。孙真人云：七月勿食生蜜，令暴下，发霍乱。多食亦生诸风。

葱白　辛平发伤寒，阳明额痛痢肠宽，除风肿治腹心痛，通肾和肝胎自安。实性辛温补中气，汁止衄溺血相干。入手太阴及阳明经，杀百药毒及一切鱼肉毒，大抵发散为功，多食昏人神，拔气上冲虚人。正月食之发面上游风，若烧葱和蜜食杀人，慎之。

大蒜　有毒攻痈毒，辟恶散暑止痛腹，化鱼肉吐痃癖痰，过服伤脏损人目。久食伤肝损目，伤肺引痰，伤肾竭精，伤心清血，伤脾损气。四八月食之，伤神损胆肾气。又合青鱼鲊食，令腹内生虫，或肿或生疝疾。有目疾者尤宜忌之，损性伐②命，莫此为甚。

小蒜　有毒归脾肾，下气温中霍乱定，更消谷食除痹风，多服损心目亦病。

薤　味苦辛止吐痢，定喘散水消结聚，外傅金创汤火伤，疮中风寒水肿治。入手阳明经，无毒。白冷而青热。

菘菜　味甘温无毒，通利肠胃解酒宿，更止热嗽除胸烦，中虚冷人不可服。

莴苣　根寒治骨蒸，更医二痢面黄凝，疗肿用汁茎中

---

① 菜蔬类：原作"菜部"，据原目录改。
② 伐：原作"代"，据文义改。

取，欲治蛇伤叶止疼。

苦荬　无毒性亦凉，壮力能治面目黄，尿血单煎酒水服，拔疔烂蚕傅蛇伤。

葫芦　味甘平微毒，利水消浮止渴烦，瓠虽稍苦性无异，虚胀冷人切莫吞。脚气及虚胀冷气人不可食，惟服丹石人相宜。

茄　味甘寒能缓火，大治风热腰脚跛，化痰逐瘀消乳痈，发痼发疮非相左，肠风口糜蒂烧灰，根洗冻疮煎数朵。久冷人不可多食，损人动气，发疮，发痼疾。

白冬瓜　甘寒无毒，除热止渴性最速，更利水胀治诸淋，久病瘦人最忌服。子醒脾胃悦人颜，更消脓血聚肠腹。丹溪云：性急而走，久病与阴虚者忌之。

胡荽　辛温微有毒，善止头痛热四肢，消谷更通心腹气，喷痘酒煎不用医。久食损人，精神多忘。发胡臭、脚气、痼疾。

水芹　味甘平无毒，能益气血养精神，更消烦渴除黄疸，带下崩中治妇人。

芸薹　最不宜多食，发病生虫极损阳，主破癥瘕通结血，更除丹肿乳痈疮。

竹笋　痰更利水，爽胃利膈消渴止，冷癥脚气人休餐，干者难化滞脾土。地笋即是泽兰根，吐衄血病堪作主。

菌　味甘芳性本温，开胃止泻悦神魂，木耳凉血故止血，石耳清心养胃元。

芋　园圃莳者佳，味辛、平，有毒。主宽肠胃，充肌肤，滑口，令人肥白。产后煮食，破宿血，去死肌。汁，止血渴，和鱼煮，甚下气调中补虚，治烦止渴。多食动宿冷滞气，困脾虚劳无力。煮汁浴身上浮风，及洗腻衣白如玉。

蕨　脾土盛者服之，则脾气愈盛，五脏有补，解暴热，利水道。胃弱者服之，气壅经络，筋骨间冷，中腹胀，令人脚弱不能行，消阳事，眼暗鼻塞，发落多睡。

甜瓜　甘、寒，有毒。多食令人阴下湿痒生疮，动宿冷，病发虚热，破腹，脚手无力。少食除烦止渴，利小便，通三焦间壅塞气，兼主口鼻疮。

胡瓜　亦呼为黄瓜，味甘、寒，有毒。冷中不益，治热水肿，傅蛇伤。多食动寒热痁疟、脚气百病，发疮疥①，损阴血，天行后尤不可食。小儿食之滑中，生疳虫。不与醋同食，宜姜蒜佐之。

西瓜　甘、寒，无毒。消暑热，解烦渴，宽中下气，利小水，治血痢，病热口疮者，食之立愈。

丝瓜　治男妇一切恶疮，小儿痘疹余毒，并乳疽疔疮等病。只用老苦丝瓜，连皮筋子全者，烧存性，为末，才生此等疾起，便用末三钱，白蜜调服，日二夜一，则肿消

---

① 疮疥：原作"疮痃"，据《证类本草·胡瓜叶》引孟诜之文改。

毒散，不致内攻毒人。

胡萝卜　味甘、辛，无毒。宽中下气，散胃中宿食邪滞。

莼菜　味甘、寒，无毒。主消渴、热痹、热疸，厚肠胃，安下焦，补大小肠虚气，逐水，解百药毒、蛊毒。合鲋鱼为羹食之，主胃气弱不下食者至效。久食损齿发。昔张翰思鲈鱼莼羹以下气也。

菠薐　性冷，微毒。利五脏，通肠胃，热解酒毒服用。北人食之佳，多食冷大小肠，久食令人脚弱不能行，发腰痛。

蘘荷　平、微毒。补中下气，理脾气，去头风，利五脏冷气。多食动气，先患腹冷，食必破腹。茎，烧灰淋汁，洗衣白如玉。

蕹菜　味甘、平，无毒。主解野葛毒，煮食之。

鹿角菜　出海州海中。性大寒、无毒。下热风气，疗小儿骨蒸劳热。丈夫不可久食，发痼疾，损经络血气，令人脚冷痹，损腰肾，少颜色。服丹石人食之，下石力也。又能解面热。

石花菜　大寒，无毒。去上焦浮热，发下部虚寒。

果品类[①]凡二十一条

大枣　甘温和胃脾，肠澼癖气故能医，润心肺令神液

---

① 果品类：原作"果部"，据原书目录改。

足，助十二经百药宜。生枣甘辛动湿热，令人胀泄瘦人肌。惟心下痞、中满呕吐、有齿病者忌之。又不宜合生葱食。多食动风，脾则恐反受病，属土而有火故也。入药用红枣，蒸去皮核。

胡桃　甘温滋肺肾，润肌黑发解腰病，通经活血治扑伤，多食动风痰火盛。多食动风，利小便，能脱人眉，生痰伤肺，助右肾相火。丹溪云：属土而有火，性热也。

荔枝　肉散无形滞，治背劳闷消瘤赘，止心烦躁更清头，健力生津通神智。核可烧灰调酒餐，专主心疼并疝气。

龙眼　味甘平无毒，归脾宁心益神智，五脏虚邪从此安，除蛊杀虫核止涕。

栗　味咸温厚肠胃，耐肌益气火煨良，生干补肾坚脚腰，嚼罨祛除箭刺疮。栗楔专医筋骨痛，钩栗令人体健康。

橄榄　甘温微涩酸，消酒食疗毒鱼肝，开胃止泻又止渴，核仁研烂傅唇干。多食能致上壅。

葡萄　味甘平渗下，利便通水水①气化，更治筋骨湿痹疼，酿酒调中味不亚。根止呕哕达小肠，能安胎气冲心罅。

---

① 水：原无，乃涉上"水"字致脱，不足 7 字韵文，故据文义补。

菱角　性冷味甘美，重则损阳令阴痿，轻者伤脏胀腹中，姜酒热投方可止。无毒。体实者服之，解热清心，安五脏，又压丹石毒。体薄者服之，多则损气，令人阴痿；轻则腹中胀满，脏冷作泄，可暖酒和姜饮一两盏即消。煮熟食之，虽不冷，亦不益脾。

梨果　食①多脾气伤，金疮乳妇不宜尝，宽胸止咳消烦渴，若吐风痰可做②浆。多食动脾，令人中寒下利，产妇、金疮并血虚者戒之。

石榴　实壳能收痢③，又治筋挛脚痛风，花主止血及伤损，根皮可去腹中虫。性滞恋膈成痰，病人须戒之。多食伤肺损齿。

红柿　无毒味甘寒，解酒止渴除胃热，与蟹同食肠中疼，蒸治小儿秋痢泄。蒂止咳逆声连连，皮甘益脾和米屑。

柿干　性平润肺心，化痰止咳又止血，耳聋鼻塞气可通，建胃厚肠止痢泄，火干稍缓性亦同，服药欲吐者堪啮。

橙　皮味辛甘且芳，能消恶气满胃肠，醒酒化食祛风气，穰主恶心去汁良。

橘　肉甘者能润肺，酸者聚痰不足贵，诸柑醒酒渴最

---

① 梨果食：原缺，据《医学入门》补。
② 痰可做：原缺，据《医学入门》补。
③ 壳能收痢：原缺，据《医学入门》补。

佳，脏虚寒人莫贪味。多食恋膈生痰，滞肺伤脾，冷中作泄，病者忌之。

樱桃　甘温百果先，益脾悦志颜色鲜，止痢涩精扶阳气，多食发热吐风痰。属火而有土，性大热而发湿，多食发虚热吐痰，旧有热病嗽喘及暗风人忌之。

杨梅　干酸温微毒，善止酒呕消宿食，化痰和脏涤胃肠，刀斧伤时无痕迹。

李子　苦甘治肝病，骨间劳热须臾净，核仁消瘀通小肠，根皮止痢奔豚定。

榛子　味甘无毒平，益人气力健人行，若令多食难饥饿，厚胃宽肠四体轻。

榲实　甘平进饮食，能通荣卫助筋力，五痔三虫是主方，啖多引火伤肺极。

银杏　俗名白果，味甘、寒，有毒。清肺胃浊气，化痰定喘止咳，多食昏神杀人。

林檎　气温，无毒。主消渴，下气消痰，止痢泄精，霍乱肚痛。多食发热，涩气好睡，发冷痰，生疮疖，脉闭不行。

走兽类①凡十五条

猪肉　寒中味甘咸，昏神闭血引风痰，四蹄五脏并肠胆，补虚治病还相兼。卵主五癃乳主痫，膏胰润肺补漏

岩。猪，水畜也。其味甘美而咸，其气微寒，先入肾，其性暴悍，故食之多者昏神气，闭血脉，弱筋，引风痰动火，令人暴肥，小子脏疾。心气虚①，疟病，金疮人忌之。养生家不与牛肉、荞麦同食。四足，甘寒，补中气，滑肌肤，去寒热，下乳汁，煮汁洗一切疮疱伤挞。悬蹄，即后小爪。性平，主五痔，伏热在肠，肠痈内蚀。心，热，主惊邪忧恚，血虚多食反耗心气，忌与吴萸同食。肝，温，主冷泄赤白，脏虚，脚气水肿，肝热目赤。女子阴中痒痛，炙热纳之，当有虫出。以五味和食，则补肝气。脾，主脾胃虚热，和陈皮、人参、姜、葱、陈米煮羹，去陈皮等食之。肺，微寒，补肺。与白花菜同食，令发霍乱。肾，即腰子，性冷。和肾气，利膀胱，补虚劳，消积滞。单食久食，令人少子。冬月食之，损真气。肚，微温，补虚赢、骨蒸痨热、血滞气弱。大补中气，止渴止痢，并小儿疳疮，杀痨虫。孕妇九个月宜食之。肠脏，补下焦虚竭，去大小肠风热，止小便数，口渴。胆，苦寒，主伤寒热渴，润燥通便，入心通脉，内伤骨蒸劳极，小儿疳蛔热疮。其胆中黄，主金疮，血痢。卵，甘、温，无毒。主五癃邪气，挛缩奔豚，惊痫、癫狂、鬼疰。阴干勿令败。乳汁，主小儿惊痫天吊，大人猪、鸡痫病。乳头，治同。肪膏，润肺，利血脉，治皮肤风热，杀虫及诸痈疽恶疮，治

① 虚：原无，则"心气"无着落，故据文义补。

五疸，下胞衣，蒸食或酒浸服之。漏疮鼠瘘及头发不生，并外傅，或煎膏药贴之。吹奶恶寒壮热，冷水浸贴，热则又易。蜈蚣、蚁子入耳，炙令香，安耳孔自出。腊月亥日收之不坏。忌乌梅，解斑蝥、芫菁毒。胰膏，主肺痿咳嗽脓血。和枣肉浸酒服之，亦主冷痢疰癖。多服损阳。舌，健脾，令人能食。齿，主小儿惊痫。烧灰服，兼治蛇咬。脑髓，主风眩脑鸣，涂冻疮、手足皲裂。血，主奔豚气，风头眩，淋沥及海外瘴气。又蛇入口并七孔中，割母猪尾血滴口中即出。骨，烧灰为末，水下方寸匕，解诸果毒。耳中垢，主蛇伤。猪肤，即皮上垢腻。甘、寒，无毒。治伤寒客热，下痢咽痛，胸满心烦。屎，主天行热病，寒热黄疸，湿痹蛊毒，取东行牝猪者，水浸一宿，去渣服之。又烧灰，傅诸疮并小儿白秃。已上俱用牯猪者佳。

野猪肉　胜似家猪，久痔肠风人可咀，黄止诸血痔与痛，脂饮产妇乳有余。

牛肉　甘平益胃脾，消肿止渴泄尤宜，更健筋骨轻腰脚，髓温骨髓补中衰。肚叶和中肝明目，胆治惊风痰热儿。肉无毒，安中益气，养脾胃，消水肿，除湿气，止消渴并吐泄，补虚弱，强筋骨，壮腰脚。髓，甘，无毒。填骨髓，补中益气，续绝伤，止泄泻、消渴，以酒服之；止吐衄、崩带、肠风、泻血、水泻，烧灰用。又和地黄汁、白蜜等分作煎服，治劳瘦。肚，甘、平。和中，益脾胃。

百叶肚，主热气、水气、丹毒，解酒劳并痢。肝，甘、凉。明目，平肝气。北人牛瘦，多以①蛇从鼻灌之，则为独肝，有大毒，食之痢血至死。胆，苦、大寒。可和丸药，除心腹邪热烦渴，口舌焦燥，益目睛，利大小肠，治小儿惊风痰热、疳湿。心，主虚忘。肾，补肾精。大抵五脏主人五脏也。悬蹄，主妇人崩中漏下赤白，无子。阴茎功同。脑髓，主消渴风眩。齿，主小儿牛痫。口中涎，主反胃②，终身不噎。耳中垢，封痫肿、鼻痔疮。屎，寒。主霍乱、消渴、黄疸、水肿、鼓胀、癥瘕、脚气、小便不通，微火煎如糖服之；汤火灼、头疮、白秃、五色丹毒、及鼠瘘恶疮，已有脓血者，以热屎傅之，或烧灰，鸡子白调傅；又涂门户，辟恶气；置席下，止小儿夜啼。尿，主水肿、腹胀、脚满，利小便，渐渐以铜器取新者，服二三升愈。牛黄、牛角䚡，另见前卷。正胃散，用牛喉末、陈米饮调服，治膈食。

羊肉　味甘性大热，补脏虚寒形羸劣，安心止汗又止惊，益肾壮阳坚骨节。骨治寒中头退热，血止诸血及晕血。羖羊肉，无毒。治五劳七伤，脏气虚寒，形体羸劣。补中益气，安心止汗止惊。益肾气，壮阳道，坚筋骨，健腰膝，妇人产后虚羸，脾胃冷气，字乳③余疾，及头脑风

---

①　以：原无，义似不妥，据《证类本草·黄犍牛》引陈藏器补。
②　胃：原作“番”，据《证类本草·黄犍牛》引《日华子本草》改。
③　字乳：生育。《论衡·气寿》：“所产子死，所怀子凶者，字乳亟数，气薄不能成也。”

眩，小儿惊痫。惟素有痰火者食之骨蒸杀人，时疾、疟疾、疮痍初起皆忌，孕妇亦不可多食，皆以其热也。若虚人痈疽，溃后则宜。古人以之比黄芪。养生者忌与酒同食，六月食之伤神。心，主忧恚、膈气，有孔者杀人。肝，冷。主肝风、虚热目赤，及天行后呕逆不食。若合猪肝、梅子、小豆同食，伤人心。肺，主咳嗽，止渴。三月至五月，其中有虫如马尾，不可食。肾，主补精壮阳、阴痿，治耳聋、盗汗、脚膝无力。肚，补胃，治虚羸、盗汗、溺数，及水气在胁，不食，烦热，和白术作汤食之。胆，平。主青盲赤障，白膜风泪。骨，热。主虚劳、寒中、羸瘦。嫩脊骨，治肾冷腰痛，转动不得，捣碎煮烂，和蒜齑或酒空心食之。胫骨，热。治牙齿疏豁疼痛，火煅为末，入飞盐①二钱和匀，每早擦牙齿上，以水漱去。齿，主小儿羊痫寒热。头，凉。治骨蒸脑热头眩，明目，止小儿惊痫。血，主女人产后中风，血闷血晕欲绝，或下血不止，饮一升即愈；卒惊悸，九窍出血，取新血热饮即止；治硫黄毒，发气闷，饮一合效。脂，治游风并黑皯，又能柔银软铜。髓，甘、温，无毒。主男妇阴气不足，利血脉，益经气，以酒服之。皮，补虚劳，去一切风，治脚中虚风，去毛作臛食之。屎，燔之，主小儿泄痢肠鸣、惊痫，兼理聤耳；生发毛及箭镞木刺入肉，猪脂和涂自出；

---

① 盐：原脱，据《医学入门》补。

煮汤服，治大小便不通；烧烟熏鼻，主中恶、心腹刺痛，熏①疮疗诸疮痔瘘等。

马肉　有毒味苦冷，除热壮筋马痫惺。胫骨降火代芩连，茎益精气阴强猛。驴肉甘凉疗风狂，尿治反胃吐不省。胫骨，甘、寒，可代黄芩、黄连，以治痰火之疾。中气不足者用之，火煅过，细研用。阴茎，味咸甘、平，无毒。主男子阴痿不起，益精气，有子。凡使，须当春游，牝时力势正强者生取得，阴干，百日锉用。心，主喜忘，患痫人忌食。肝，有毒，食之杀人。肺，主寒热，茎痿。悬蹄，白者主白崩，赤者主赤崩。尿，微寒。主消渴，破癥瘕积聚，男子伏梁积疝，妇人瘕疾，铜器承饮之；头疮、白秃、恶刺疮、乳肿，取尿热渍洗之。驴肉，无毒。黑者最良，主疗风狂，解心烦，治忧愁不乐，安心气。多食动风，脂肥尤甚。

牛乳　甘寒补血虚，清热止渴润肌肤。羊乳性温补肾气，更润心肺咬蜘蛛。酥酪醍醐俱乳作，马驴乳同治热躯。

狗肉　咸温最补阳，阴虚孕妇岂宜尝。茎治男痿并女带，血医横产及癫狂，乳点青盲经十载，头骨壮阳傅诸疮。

虎肉　酸平祛邪疟，壮气又能止呕恶。豹肉大同健骨

---

① 熏：原脱，据《医学入门》补。

筋，脂善生发涂脑角。

熊掌　食之风寒当，膏肉治痹急筋强。胆苦明目涂疮痔，小儿惊风积痢良，杀虫消疳止久痢，古人夜读作丸尝。

鹿肉　补虚又疗风，血止诸血治肺痈，阴痿腰疼俱可服，髓坚筋骨治伤中。麋肉补气脂逐痹，虚劳血病羡角茸。肾，平。补肾壮阳，及肾气虚损耳聋，作酒及煮粥食之。

獐肉　益人治心粗，骨止泄精酿酒哺，脐下有香仍补损，麂肉甘平痔可除。

兔肉　甘平不益人，脑髓皮毛救产屯，头止头眩肝明目，屎治痔疾血来频。

狸肉　甘温味最佳，骨医痔瘘效堪夸，诸疰刺皮攻心腹，头骨治噎及风邪。家狸甘酸主瘰疬，能消鼠瘘满颈遮。

狐肉　补虚治健忘，更消冷积及恶疮，心肝生服治妖魅，茎主绝产阴中痒。

獭肉　甘寒疗时疫，逐水通肠宜少食，肝治咳嗽传尸瘵，屎主鱼脐疮浸蚀。

飞禽类①凡二十条

丹雄鸡　甘温无毒，女子崩中赤白沃，止血补虚更温中，冠血滴口自缢复。

---

① 飞禽类：原作"禽部"，据原书目录改。

乌雄鸡　甘温补中，空心食之气血充，止心腹痛除麻痹，安胎续骨排疮脓。肝能强阴胆明目，肠脬涩尿与肠风。抑论诸鸡补虚羸之最要，故食治方中多用之。有风人及患骨热人不宜用。小儿未断乳，食之生蛔虫。又不可合犬肝肾、芥菜同食。合兔肉食成泄痢，合水鸡食作遁尸。六指、玄鸡白头、及自死足爪不伸者不可食。抱鸡肉及蜈蚣伤者，食之杀人、发疽。凡用，鸡胆、心、肝、肠肪、脬脘、粪等，以乌雄鸡为良；卵以黄雌、头以丹雄、翮以乌雄鸡为良。大抵丹者入心，白者入肺，黑者入肾，黄者入脾，总皆归于肝也。丹溪云：属土而有金与木火，性补，故助湿中之火，病邪得之则极。然非但鸡而已，鱼肉之类皆助病者也。

乌雌鸡　要骨亦乌，下乳治痹攻痈疽，安心定志益胃气，破瘀生新补最虚。

白雄鸡　酸微温，调中下气疗狂言，止渴利便消丹毒，雌者味同补下元，止渴涩肠止漏血，男劳女产入饔飧。

黄雌鸡　甘酸助阳，止泄止精暖小肠，更消水癖并水肿，肋骨又治儿瘦黄。

鸡子　甘平除烦热，淡煮却痰益气血，蜡煎治痢酒治风，白疗目赤火烧裂。壳能出汗磨翳睛，衣止久嗽敷疮疖。

白鹅肉　冷全无毒，解热止渴煮汤服，膏润肌肤灌耳聋，毛烧灰治噎气促。苍鹅有毒发疮脓，水毒射工效更速。苍鹅肉冷发疮脓，毛主水毒与射工。又饮其血及涂身，屎可傅蛇虫咬毒。

白鸭肉　寒补虚劳，和脏利水热风祛，屎消蓄热并瘀痢，卵冷能令背闷拘。野鸭补中消食毒，专治小疮遍体躯。

雁肪　无毒味甘平，拘急风挛气不盈，血滞偏枯须久服，肉性相同食不轻。六七月食之伤神。

雉肉　微寒却补中，止泄止渴最有功，更除痰壅气上喘，疥疮五痔食之凶。虽野味之贵，食之损多益少。秋冬食之有补，余月有小毒，食之发诸疮疥、五痔、痼疾。又不可与胡桃、木耳、蕈菌、荞麦面、葱、豉同食，发头风、心痛，久食令人瘦。

鹧鸪　甘温微有毒，能补五脏更明心，专救瘟瘴欲死者，酒煮服之自斟酌。食之忌笋，自死者不可食，慎之。

斑鸠　明目助阴阳，久虚瘦人食最良，青者仍能补五脏，排脓消瘀治诸疮。

白鸽　味咸气亦平，益气调精解药毒，疮疥食之立消除，白癜风痒酒炒服。

雀肉　大温益元阳，卵起阴痿大且强，脑主耳聋血眼暗，决痈治翳白丁香①。肉不可合李子酱同食，孕妇尤忌。

乌鸦　无毒味咸平，专祛痨嗽骨热蒸，腊月罐中煅末服，更医儿痫治目睛。

喜鹊　甘寒主石淋，烧灰取汁热能清，多年巢疗癫狂魅，蛊毒烧之呼祟名。妇人不可食。

鸲鹆　肉甘平无毒，老嗽吃噫取蒸服，痔漏下血尤其灵，乳汁和睛可点目。

鸳鸯　肉咸、平，小毒。主诸瘘疥癣，酒浸炙食，或炙热傅疮上，冷则易。食之令患大风，又夫妇不和，作羹私与食之。

鹭鸶　肉咸、平，无毒。主虚羸，益脾补气，炙食之。

鹌鹑　味甘、平。补五脏，益中续气，实筋骨，耐寒温，消结热。小豆和生姜煮食之，止泄痢。酥煎，令人下焦肥。和猪肉食，生黑子。和菌子食，发痔。小儿患疳及下痢五色，日日食之有效。春月不可食。

虫鱼类②凡二十六条

鲤鱼　止渴消浮肿，腹有癥瘕食不宜。骨主女人崩赤白，青盲白翳胆尤奇。久服天门冬人不可食。凡溪涧砂石中者有毒，多在脑内，不得食头。凡修理，可去脊上两

---

① 白丁香：为雄雀屎之异名。《本草纲目·雀》"雄雀屎"谓："雄雀屎一名白丁香。"

② 虫鱼类：原作"虫鱼部"，据原书目录改。

筋，黑血有毒，及目旁有骨如乙字，食之令人鲠。肉忌葵菜，卵忌猪肝，鲊忌豆叶，同食害人。

蠡鱼　无毒味甘寒，下水消浮湿痹安，五痔炙肠安谷道，胆攻喉痹效如丹。

鲫鱼　调胃味甘温，下血肠风酿白矾，久痢赤白堪为鲙，恶疮烧末酱涂痕。

青鱼　肉平甘无毒，主脚湿痹益心力，胆纳石灰涂恶疮，吹喉又用点眼目。

白鱼　甘平助胃脾，调气助血令人肥，补肝明目去水气，有疮食之即出皮。疑此即鲢鱼也，无毒。惟患疮疖人食之甚发脓；又灸疮不发，作鲙食之即发。

鳗鲡鱼　甘平小毒，痨热骨蒸病可复，更医腰背脚痹风，痔瘘带下诸不足。

鳝鱼　甘温益气血，头骨烧灰止痢渴，去冷除痞宿食消，产后淋沥即能遏。多食动风气，令人霍乱。时行病后①，食之再发。

善鸣　长股水中龟，补损祛痨杀疰邪，一种风蛤为美馔，正宜产妇益虚家。

田螺　无毒性寒过，专治双目赤热多，肉傅热疮反胃壳，汁能醒酒渴同科。多食发寒湿气瘤疾，碎其肉傅热疮。

---

① 后：原作"起"，据《证类本草·鳝鱼》引陶隐居改。

蟹　主胸中邪热结，爪能堕胎破瘀血，壳黄化漆更续筋，消食涂疮同脚节。须是八月一日蟹吃稻芒后方可食，霜后更佳。已前食之有毒，十二月食之伤神，体有风疾人并孕妇不可食，独螯独目、四足六足、两目相向者，皆有大毒，不可食。误中者，惟藕、蒜汁、冬瓜汁、紫苏、黑豆、豉汁可解之。

石首鱼　甘下石淋，干之炙食鲞为名，消瓜成水宽膨胀，益气开胃莼作羹。

淡菜　甘温能补阳，虚劳吐血亦堪尝，消食除癥止久痢，妇人崩带产余良。

蛤蜊　性冷元①无毒，主癖解酲开胃肠，消渴妇人生血块，壳烧研傅火汤伤。

蚌蛤　冷、无毒。明目除湿，止消渴，除烦解热，压丹石药。补妇人虚劳下血，并痔瘘血崩带下。以黄连末纳之，取汁点赤眼昏暗良。又能治疳止痢，并呕逆、痈肿，醋调傅。

蚶　生海中，壳如瓦屋，故又名瓦垄子。性温，无毒。补中益阳，治心腹冷气，腰脊冷风，利五脏，益血色，消食健胃，令人能食。每食了以干饭压之，不尔令人口干。

蚬　小于蛤，黑色，生水泥中，候风雨能以壳为翅飞

---

① 元：通“原”，原来，本来。苏轼《浣溪沙·徐门石潭谢雨道上作》词：“使君元是此中人。”

者。肉冷，无毒。去暴热，明目，利小便，下热气、脚气、湿毒，开胃，解酒毒目黄。多食发嗽并冷气，消肾。又煮汁饮，治时气，压丹石药，下乳汁。生浸取汁服，止消渴，洗疔疮。

虾　平，小毒。食之不益人。主五痔，引风动瘵，发疔疮。小儿食之，令脚屈不能行。有风病、嗽病者，忌食。

河豚　味甘、温，大毒。主补虚，去湿气，理脚气，去痔疾，杀虫。其味极美，肝尤毒然，修治不如法，食之杀人，橄榄、芦根、粪汁解之。厚生者，不食亦好。

鳜鱼　甘、平，无毒。补虚劳，益脾胃，治肠风下血，去腹内恶血、小虫。益气力，令人肥健。

鲈鱼　平。补五脏，益肝肾，和肠胃，益筋骨。治水气，补中安胎。多食宜人，不甚发病。

鲇鱼　味甘，无毒。主水肿，利小便；为臛，美而且饱，稍益胃气。合牛肝食，令患风，发瘑疾。又不可与野鸡、野猪同食。赤目、赤须、无腮者杀人。

银条鱼　甘、平，无毒。宽中健胃。合生姜作羹良。

鲂鱼　俗名扁鱼。味甘，无毒。调胃气，利五脏。和芥子酱食之，助肺气，去胃家风，消谷食。作鲙食，助脾气，令人能食，患疳痢者不得食。作羹臛食宜人，其功同鲫鱼。

蛏　甘、温，无毒。补虚及产后虚损，主冷痢、邪热烦闷。疫后忌食。

　　鱼鲙　乃诸鱼所作之脍。味甘，温补。去冷气湿痹，除喉中气结，心下酸水，腹中伏梁冷痃，结癖疝气。补腰脚，起阳道。以菰菜为羹，谓之金羹玉鲙，开胃口，利大小肠。以蔓菁煮，去腥。凡物脑能消毒，所以食鲙必鱼头美也。近夜食不消，马鞭草汁能消之；饮冷①水，令成虫；病起食之，令胃弱；同乳酪食，令霍乱。又云：不可同蒜食。昔一妇患吞酸，食鱼鲙遂愈，盖以辛辣有劫病之功也。凡鲙，若鱼本佳者，鲙亦佳。

　　鱼鲊　乃诸鱼所作之鲊。不益脾胃，皆发疮疥。鲤鱼鲊忌青豆、赤豆，青鱼鲊忌胡荽、羊肉。鲊中有虾者不可食②。

三　集

十二经水火分治歌

　　肝胆由来从火治，三焦包络都无异；脾胃常将湿处求，肺与大肠同湿类；肾与膀胱心小肠，寒热临时旋商议；恶寒表热小膀温，发热③表寒心肾炽。十二经，最端的，四经属火四经湿，四经有热有寒时，攻里解表细消

---

　　① 冷：原无，据《证类本草·鱼鲙》引陈藏器补。
　　② 食：此后原有"卷下终"三字，然"卷下"尚有"三集"，并未终，故据删。
　　③ 发热：张从正《扁鹊生死诀·辨十二经水火分治歌》作"恶热"。

息。里热里寒宜越竭，表热表寒宜汗释①；湿同寒，火同热，寒热到头无两说。六分分来火热寒，寒热中停真浪舌；热寒格拒病机深，亢则害兮承乃制。紧寒数热脉正邪，标本治之真妙诀②；休治风，休治燥，治得火时风燥了。当解表时莫攻里，当攻里时莫解表；表里如或两可攻，后先内外分多少。治湿无过似决川，此个筌蹄最分晓③；感谢轩岐万世恩，争④奈醯鸡⑤笑天小。

五脏苦欲补泻药味

肝苦急，急食甘以缓之，甘草。欲散，急食辛以散之，川芎；以辛补之，细辛；以酸泄之，芍药。虚，以生姜、陈皮之类补之。经曰：虚则补其母。水能生木，肾乃肝之母。肾，水也。苦以补肾，熟地黄、黄柏是也；如无他证，钱氏地黄丸主之。实，则白芍药泻之；如无他证，钱氏泻青丸主之；实则泻其子，心乃肝之子，以甘草泻心。

---

① 里热里寒……宜汗释：此2句，张从正《扁鹊生死诀·辨十二经水火分治歌》无。

② 热寒格拒……真妙诀：此4句，张从正《扁鹊生死诀·辨十二经水火分治歌》无。

③ 治湿无过……最分晓：此2句，张从正《扁鹊生死诀·辨十二经水火分治歌》无。筌蹄（quántí全啼），比喻达到目的之手段。筌，捕鱼之器；蹄，捕兔之器。《庄子·外物篇》："筌者所以在鱼，得鱼而忘筌；蹄者所以在兔，得兔而忘蹄。"

④ 争：通"怎"，怎么。

⑤ 醯（xī希）鸡：醋生之小虫，即蠛蠓。醯，醋也。

心苦缓，急食酸以收之，五味子。欲软，急食咸以软之，芒硝；以咸补之，泽泻；以甘泻之，人参、黄芪、甘草。虚，以炒盐补之。虚则补其母，木能生火，肝乃心之母。肝，木也。以生姜补肝；如无他证，钱氏安神丸主之。实，则甘草泻之；如无他证，钱氏方中重则泻心汤，轻则导赤散。

脾苦湿，急食苦以燥之，白术。欲缓，急食甘以缓之，甘草；以甘补之，人参；以苦泻之，黄连。虚，则以甘草、大枣之类补之；如无他证，钱氏益黄散主之。心乃脾之母，以炒盐补心。实，则以枳实泻之；如无他证，以泻黄散泻之。肺乃脾之子，以桑白皮泻肺。

肺苦气上逆，急食苦以泻之，诃子皮，一作黄芩。欲收，急食酸以收之，白芍药；以辛泻之，桑白皮；以酸补之，五味子。虚，则五味子补之；如无他证，钱氏阿胶散补之。脾乃肺之母，以甘草补脾。实，则桑白皮泻之；如无他证，以泻白散泻①之。肾乃肺之子，以泽泻泻肾。

肾苦燥，急食苦以润之，知母、黄柏。欲坚，急食苦以坚之，知母；以苦补之，黄柏；以咸泻之，泽泻。虚，则熟地黄、黄柏补之。肾本无实，不可泻。钱氏只有补肾地黄丸，无泻肾之药。肺乃肾之母，以五味子补肺。

---

① 泻：原脱，据前"脾脏"文例补。

用药升降浮沉补泻法

肝、胆：味，辛补，酸泻；气，温补，凉泻。

心、小肠：味，咸补，甘泻；气，热补，寒泻。

脾、胃：味，甘补，苦泻；气，温凉寒热，补泻各从其宜。

肺、大肠：味，酸补，辛泻；气，凉补，温泻。

肾、膀胱：味，苦补，咸泻；气，寒补，热泻。

五脏①更相平也，一脏不平，所胜平之，此之谓也。故云：安谷则昌，绝谷则亡。水去则荣散，谷消则卫亡。荣散卫亡②，神无③所居。又仲景云：水入于经，其血乃成；谷入于胃，脉道乃行。故血不可不养，卫不可不温，血温卫和，荣卫将行，常有天命矣。

升降者天地之气交

茯苓淡，为在天之阳也。阳当上行，何谓利水而泄下？经云：气之薄者，乃阳中之阴。所以茯苓利水而泄下。然而泄下亦不离④乎阳之体，故入手太阳。麻黄苦，

---

① 脏：原作"谷"，据《东垣试效方·药象门·用药升降浮沉补泻法》改。

② 荣散卫亡：原无，据《东垣试效方·药象门·用药升降浮沉补泻法》补。

③ 无：原作"血"，据《东垣试效方·药象门·用药升降浮沉补泻法》改。

④ 离：原作"利"，据《本草纲目·序例上》卷一"气味阴阳"引张元素改。

为在地之阴也。阴当下行，何谓发汗而升上？经云：味之薄者，乃阴中之阳。所以麻黄发汗而升上。亦不离乎阴之体，故入手太阴。附子，气之厚者，乃阳中之阳，故经云发热。大黄，味之厚者，乃阴中之阴，故经云泻下。粥淡，为阳中之阴，所以利小便。茶苦，为阴中之阳，所以清头目。

标本阴阳论

天	阳	无	圆	气	上	外	升	生	浮	昼	动	轻	燥	六腑
地	阴	有	方	血	下	内	降	杀	沉	夜	静	重	湿	五脏

夫治病者，当知标本。以身论之，则外为标，内为本；阳为标，阴为本。故六腑属阳为标，五脏属阴为本，此腑脏之标本也。又脏腑在内为本，各脏腑之经络在外为标，此脏腑经络之标本也，夫人身之脏腑阴阳气血经络各有标本也。以病论之，先受病为本，后传流病为标。凡治病者，必先治其本，后治其标。若先治其标，后治其本，邪气滋甚，其病益蓄①。若先治其本，后治其标，虽病有十数证皆去矣。谓如先生轻病，后滋生重病，亦先治轻病，后治重病，如是则邪气乃伏，盖先治本故也。若有中满，无问标本，先治中满，谓其急也。若中满有大小便不

---

① 蓄：原缺，据《东垣试效方·药象门·标本阴阳论》补。

利，亦无问标本，先利大小便，次治中满，谓尤急也。除大小便不利及中满三者之外，皆治其本，不可不慎也。

从前来者为实邪，从后来者为虚邪，此子能令母实，母能令子虚是也。《治法》云：虚则补其母，实则泻其子。假令肝受心火之邪，是从前来者，为实邪，当泻其子火也。以药论之，入肝经药为之引，用泻心经药为君，是治实邪之病也。假令肝受肾邪，是从后来者，为虚邪，虚则当补其母。故《标本论》云：标而本之，先治其标，后治其本。以药论之，入肾经药为之引，用补肝经药为君是也。

五方之正气味

东方甲风乙木，其气温，其味甘，在人以肝、胆应之。

南方丙热丁火，其气热，其味辛，在人以心、小肠、三焦、包络应之。

中央戊湿，其本气平，其兼气温凉寒热，在人以胃应之。中央己土，其本味咸，其兼味辛甘酸苦，在人以脾应之。

西方庚燥辛金，其气凉，其味酸，在人以肺、大肠应之。

北方壬寒癸水，其气寒，其味苦，在人以肾、膀胱应之。

人乃万物中之一也，独阳不生，独阴不长，须禀两仪之气而化生也。圣人垂世立教，不能浑说，必当分析。以至理而言，则阴阳相附不相离，其实一也。呼则因阳出，吸则随阴入；天以阳生阴长，地以阳杀阴藏。用药之机，最要明轻清成象，重浊成形；本乎天者亲上，本乎地者亲下，则各从其类也。清中清者，清肺以助其天真；清中浊者，荣华腠理；浊中清者，荣养于神；浊中浊者，坚强骨髓。故《至真要大论》云：五味阴阳之用，辛甘发散为阳，酸苦涌①泄为阴，淡味渗泄为阳，咸味涌泄为阴。六者，或收或散，或缓或急，或燥或润，或软或坚，各以所利而行之，调其气血之平也。详见本论。

治方之法

夫药有寒热温凉之性，酸苦辛咸甘淡之味，各有所能，不可不通也。药之气味不异，用时之物味皆咸，其气皆寒之类是也。凡同气之物，必有诸味；同味之物，必有诸气。互相气味各有厚薄性用不等，制其方者必且明其为用。经曰：味为阴，味厚为纯阴，味薄为阴中之阳；气为阳，气厚为纯阳，气薄为阳中之阴。然味厚则泄，薄则通；气薄则发泄，厚则发热。又曰：辛甘发散为阳，酸苦涌泄为阴，咸味涌泄为阴，淡味渗泄味阳。凡此之味，各有所能。然辛能散结润燥，苦能燥湿坚软，咸能软坚，酸能收缓收散，甘能缓急，淡能利窍。故经曰：肝苦急，急

---

① 涌：原作"勇"，据《素问·至真要大论》改。

食甘以缓之；心苦缓，急食酸以收之；脾苦湿，急食苦以燥之；肺苦气上逆，急食苦以泄之；肾苦燥，急食辛以润之。开腠理，致津液，通其气也。肝欲散，急食辛以散之；心欲软，急食咸以软之；脾欲缓，急食甘以缓之；肺欲收，急食酸以收之；肾欲坚，急食苦以坚之。凡此者，是明其气味之用也。若用其味，必明其气之可否；用其气，必明其味之所宜。识其病之标本，脏腑寒热虚实、微甚缓急而用，其药之气味，随其证而制其方也。是故方有君臣佐使、轻重缓急、君臣大小、反正逆从之制也。主治病者为君，佐君者为臣，应臣者为使。用此随病之所宜，而又制成方而用之。君一臣二，奇之制也；君二臣四，偶之制也；君二臣三，奇之制也；君二臣六，偶之制也。近①者奇之，远者偶之；汗者不奇，下者不偶。补上治上制之以缓，补下治②下制之以急；急者气味厚也，缓者气味薄也；薄者少服而频食，厚者多服而顿食。又当明五气之郁，木郁达之，谓吐令条达也；火郁发之，谓汗令疏散也；土郁夺之，谓下无壅滞也；金郁泄之，谓解表泄小便也；水郁拆之，谓制其冲逆也。通此五法，乃治病之大要也。

七　方

大　君一臣三佐九，制之大也。其用有二：一则病有

____

① 近：此上原有"去咽嗌"3字，据《素问·至真要大论》删。
② 治：原作"制"，据《素问·至真要大论》改。

兼证，邪气不专，不可以一二味治，宜此大方之类是也。二则治肾肝在下而远者，宜分两多而顿服也。

小　君一臣二佐四，制之小也。其用有二：一则病无兼证，邪气专一，不可以多味治之，宜此小方之类是也。二则治心肺在上而近者，宜分两少而频服也。

缓　治主当缓，补上治上制以缓。凡表里汗下皆有所当缓，缓则气味薄，薄者则频而少服也。其用有五：有甘以缓之为缓方者，盖糖、蜜、枣、葵、甘草之类，取其恋膈故也。有丸以缓之为缓方者，盖丸比汤散药力行迟故也。有品味群众之缓方者，盖药味众多，各不能骋其性也。有无毒治病之缓方者，盖药无毒则攻自缓也。有气味薄之缓方者，盖气①味薄则当补上，比至其下药力已衰，此补上治上之法也。

急　治客当急，补下治下制以急。凡表里汗下皆有所当急，急则气味厚，厚者则顿而多服也。其用有四：有热盛攻下之急方者，谓热燥前后闭结、谵妄狂越，宜急攻下之类是也。有风淫疏涤之急方者，谓中风口噤、不省人事，宜急疏涤之类是也。有药毒治病之急方者，盖药有毒，攻击自速，服后上涌下泻夺其病之大势者是也。有气味厚之急方者，盖药气味厚则直趋下而力不衰，此补下治下之类也。

---

①　气：此下原衍"药"字，据上文及《儒门事亲·七方十剂绳墨订一》删。

奇 君一臣二，奇之制也。近者奇之，下者奇之。凡在阳分者，皆为之奇也。其用有二：有药味单行之奇方者，谓独参汤之类是也。有病近而用奇方者，谓君一臣二、君二臣三，数合于阳也，故宜下之不宜汗也。王安道曰：奇方力寡而微，凡下宜奇者，谓下本易行故宜之，偶则药毒内攻太过也。

偶 君二臣四，偶之制也。远者偶之，汗者偶之。凡在阴分者，皆为之偶也。其用有三：有两味相配之偶方者，谓沉附汤之类是也。有两方相合之偶方者，谓胃苓汤之类是也。有病远而宜用偶方者，谓君二臣四、君四臣六，数合于阴也，故宜汗之不宜下也。王安道曰：偶方力齐而大，凡汗宜偶者，谓汗或难出故宜之，奇则药气外发不足也。

奇与偶，有味之奇偶，有数之奇偶，并当察之，则不失其寒温矣。天之阳分为奇，假令升麻汤，升而不降也，亦谓之奇，以其在天之分也。汗从九地之下，假令自地而升天，非苦无以至地，非温无以至天，故用苦温之剂，从九地之下发至九天之上，故为之偶。地之阴分为偶，假令调胃承气汤，降而不升也，亦谓之偶，以其在地之分也。下从九天之上，假令自天而降地，非辛无以至天，非凉无以至地，故用辛凉之剂，从九天之上引九地之下，故谓之奇。

复 奇之不去复以偶，偶之不去复以奇，故曰复。复者，再也，重也。洁古云：十补一泻、数泻一补，所以使不失通塞之道也。其用有二：有二三方相合之为复方者，如桂枝二越婢一汤之类是也。有分两匀同之为复方者，如胃风汤各等分之类是也。又曰重复之复，二三方相合而用也；反复之复，谓奇之不去则偶是也。

十　剂

宣　可去壅，姜、橘之属是也。故郁壅不散，宜宣剂以散之。有积痰上壅，有积瘀上壅，有积食上壅，有积饮上壅。宣，涌吐之剂也。经曰：高者因而越之。又曰：木郁则达之。以病在上而涌吐之也，若瓜蒂散、姜盐汤、人参芦、藜芦之属。

通　可去滞，通草、防己之属是也。故留滞不行，宜通剂以行之。此中有发汗证，痹留也，饮留也，痛亦留也。通，疏通之剂。如小便滞不通，宜通草、琥珀、海金沙之属；月经滞不通，宜红花、桃仁、五灵脂之属。凡诸通窍，亦皆然。

补　可去弱，人参、羊肉、鹿肉之属是也。故羸弱不可①，宜补剂以扶之。有气弱，有血弱，有气血俱弱。补，滋补之剂也。不足为虚，经云：虚则补之。如气虚用四君子汤，血虚用四物汤，气血俱虚用八珍、十全大补之属。又云：精不足者，补之以味。盖药味酸苦甘辛咸各补其

---

① 不可：病不愈。可，病愈。

脏，故此为云。虽然，善摄生者，使病去而进以五谷，此尤①得补之要也。

泻 可去闭，葶苈、大黄之属是也。故闭结有余，宜泻剂以下之。有闭在表，有闭在里，有闭在中。泻，泄泻之剂也。有余为实，经曰：实则泻之，实则散之。如大小承气汤、大柴胡汤之属。

滑 可去涩，冬葵子、榆白皮之属是也。故涩则气着，宜滑剂以利之。有经涩，有小便涩，有大便涩。滑，滑利之剂也。《周礼》曰：滑以养窍。如大便结燥，小便淋沥，用火麻仁、郁李仁、冬葵子、滑石之属。

涩 可去脱，牡蛎、龙骨之属是也。故滑则气脱，宜涩剂以收之。前脱者遗尿，后脱者遗屎，阳脱者自汗，阴脱者失精、失血。涩，收敛之剂也。如大便泻，宜肉豆蔻、诃子之属；小便溺遗，宜桑螵蛸、益智之属；冷汗不禁，宜黄芪、麻黄根之属；精遗不固，宜龙骨、牡蛎之属②；血崩不止，宜地榆、阿胶之属。

燥 可去湿，桑白皮、赤小豆之属是也，绿豆亦可。故湿则为重，宜燥剂以除之。有湿在上，有湿在中，有湿在下，有湿在经，有湿在皮，有湿在里。燥，除湿之剂也。如夹食致伤，停食成痰，宜白术、苍术、茯苓、半夏之属；肢体浮肿，胸腹胀满，宜桑白皮、大腹皮、赤小豆

---

① 尤：原作"犹"，据文义改。
② 之属：原无，据前后文例补。

之属；又沉寒痼冷，吐利腥秽，宜高良姜、附子、川椒之属。非积寒冷之症不可用。

湿　可去枯，紫石英、白石英之属是也。故枯则为燥，宜湿剂以润之。有减气而枯，有减血而枯。湿，润燥之剂也。与滑虽类，略有不同。经曰：辛以润之。盖辛能散气、能化液故也。若夫硝石性虽咸，本属真阴之水，诚润燥之要药，人有枯涸皴揭之病，匪独金化为然，亦有火化乘之，非湿剂莫能愈也。

重　可去怯，磁石、铁粉之属是也。故怯则气浮，宜重剂以镇之。神志失守，惊悸不宁。重，镇固之剂也。如小儿急惊，心神昏冒，宜金银箔、朱砂丸之属；伤寒下痢不止，心下痞满，利在下焦，宜赤石脂禹余粮汤之属。

轻　可去实，麻黄、葛根之属是也。故实而气蕴，宜轻剂以扬①之。腠理闭闷，噎塞中蕴。轻，散扬②之剂也，如寒邪客于皮肤，头痛、身热、无汗，宜麻黄、升麻、葛根汤之属。

治法纲要

《气交变大③论》云：夫五运之政，犹权衡也。高者抑之，下者举之，化者应之，变者复之，此生长化成④收藏

---

① 扬：原作"荡"，据文义改。
② 扬：原作"阳"，据文义改。
③ 大：原脱，据《素问》篇名补。
④ 成：《素问·气交变大论》无此字，疑衍。

之理，气之常也。失常则天地四塞矣。失常之理，则天地四时之气无所运行，故动必有静，胜必有复，乃天地阴阳之道也。假令高者抑之，非高者故当抑也，以其本下而失之太高，故抑之使下，若本高何抑之有。假令下者举之，非下者故当举之也，以其本高而失之太下，故举而使之高，若本下何举之有。如仲景治表虚，制桂枝汤方，桂枝味辛热发散，阳体轻，本乎天者亲上，故桂枝为君，芍药、甘草为佐。阳脉涩，阴脉弦，法当腹中急痛，制小建中汤方，芍药味酸寒，主收补中，本乎地者亲下，故芍药为君，桂、甘草佐之。一则治表，一则治里，各言其主用也。后之用古方者，触类而长之，不致差误矣。

论出产择地土

凡诸草木昆虫，各有相宜，地产气味，功力自异。寻常谚云：一方风土养方民。是以一方地土出方药也。摄生之士，宁几求真。多惮远路艰难，惟采近产充代，殊不知一种之药，远近虽生，亦有可相代用者，亦有不可代用者。可代者，以功力缓急略殊，倘倍加犹足去病；不可代者，因气味纯驳大异，若妄饵反致损人。故《本经》谓：参芪虽种异治同，而芎归则殊种各治。足徵矣。他如齐州半夏，华阴细辛，宁夏柴胡，甘州枸杞，茅山玄胡索、苍术，怀庆干山药、地黄，歙白术，绵黄芪，上党参，交趾桂，每擅名因地，故以地冠名，地胜药灵，视斯益信。又宜山谷者，难混家园所栽，芍药、牡丹皮为然；或宜家园者，勿杂山谷自产，菊花、桑根皮是尔。云在泽取滋润，泽傍匪止泽兰叶也；云在石求，清洁石上岂特石菖蒲乎？东壁土及各样土至微，用亦据理；千里水并诸般水极广，烹必合宜。总不悖于《图经》，才有益于药剂。《书》曰：慎厥始，图厥终①。正此之谓矣。

论收采按时月

草木根梢，收采惟宜秋末春初，春初则津润始萌，未充枝叶；秋末则气汁下降，悉归本根。今即事验之，春宁宜早，秋宁宜迟，尤尽善也。茎叶花实，四季随宜。未老枝茎，汁正充溢；摘将开花，蕊气尚包藏；实收已熟，味纯；叶采新生，力倍。入药诚妙，治病方灵。其诸玉石，禽兽虫鱼，或取无时，或收按节，亦有深义，匪为虚文，并各尊依，毋恣孟浪。

藏留防耗坏

凡药藏贮，宜常隄防。倘阴干曝干烘干，未尽去湿，则蛀蚀②霉垢朽烂，不免为殃。当春夏多雨，水浸淫临，夜晚或鼠虫啮耗，心力弗惮，岁月堪延。见雨久淋③，着火频烘，遇晴明向日旋曝。粗糙悬架上，细腻贮坛④中。人参须和细辛，冰片必同灯草。《本经》云：和糯米炭相

---

① 慎厥始图厥终：言做事认真，善始善终。
② 蚀：原作"飴"，诱取之义，于此不合，据义改。
③ 淋：原脱，据文义补。
④ 坛：原作"镡"，据文义改。

思子同藏，亦不耗蚀①，麝香宜蛇皮裹，硼砂共绿豆收，生姜择老沙藏，山②候干灰窖，沉香、真檀香甚烈，包纸甚重；茧水、腊雪水至灵，埋井宜久。类推隅反③，不在悉陈。庶分两不致耗轻，抑气味尽得完具。辛烈者免走泄，甘美者无蛀伤，陈者新鲜，润者干燥。用斯主治，何虑不灵。

贸易辩真假

医药贸易，多在市家，辩认未真，差错难免。谚云：卖药者两只眼，用药者一只眼，服药者全无眼。非虚语也。许多欺罔，略举数端。钟乳令白醋煎，细辛使直水渍，当归酒洒④取润，枸杞蜜拌为甜，螵蛸胶于桑枝，蜈蚣朱其足赤，此将歹作好，仍以假乱真。荠苨指人参，木通混防己，古矿灰云死龙骨，苜蓿根谓土黄芪，麝香用荔核掺，藿香采茄叶杂，研石膏和轻粉收，苦薏当菊花，姜黄言郁金，土当归称独活，小半夏煮黄为玄胡索，嫩松梢盐润为肉苁蓉，金莲草根盐润亦能假充，草豆蔻将草仁充，南木香以西杲抵，煮鸡子及鲭鱼枕造琥珀，熬广胶入荞麦面炒黑作阿胶，枇杷蕊代款冬，驴脚骨捏虎骨，松脂搅麒麟竭，番硝插龙脑香，桑根白皮株干者，岂真牡丹根

① 蚀：原作"餂"，据文义改。
② 山：此下疑脱"药"字。
③ 隅反：犹言类推也。语本《论语·述而》："举一隅不以三隅反，则不复也。"即"举一反三"。
④ 洒：原作"晒"，据《本草蒙筌》改。

皮枝梗者安是，如斯之类，巧诈百般，明者竟叱其非，庸下甘受其侮，本资却病，反致杀人，虽上天责报于冥冥之中，然仓卒不能察实，或误归咎于用药者之错，此诚大关紧要，非比小节寻常，务考究精详，辩认的实，修制治疗庶免乖违。

咀片分根梢

古人口咬碎，故称㕮咀。今以刀代之，惟凭锉用，犹曰咀片，不忘本源。诸药锉时，须要得法，或微水渗，或略火烘，湿者候干，坚者待润，才无碎末，片片薄匀，状与花瓣相侔。合成方剂起，仍忌锉多留久，恐走气味不灵。旋锉应人，速能求效。根梢各治，犹勿混淆。生苗向上者为根，气脉行上；入土垂下者为梢，气脉下行；中截为身，气脉中守。上焦病者用根，中焦病者用身，下焦病者用梢。盖根升梢降，中守不移故也。

制造资水火

凡药制造，贵在适中，不及则功效难求，太过则气味反失。火制四，有煅、有炮、有炙、有炒之不同；水制三，或渍、或泡、或洗之弗等；水火共制造，若蒸、若煮，而有二焉。余外制虽多端，总不离此二者。匪故巧弄，各有意存。酒制升提，姜制发散，入盐走肾脏，仍仗软坚；用醋注肝经，且资住痛；童便制，除劣性，降下；米泔制，去燥性，和中；乳制，滋润回枯，助生阴血；蜜制，甘缓难化，增益元阳；陈壁土制，窃真①气，骤补中焦；麦麸皮制，抑酷性，勿伤上膈；乌豆汤、甘草汤渍曝，并解毒，致令平和；羊酥油、猪脂油涂烧，咸渗骨，容易脆断；有剜去瓤免胀，有抽去心除烦。大概具陈，初学熟玩。

治疗用气味

治疗贵方药合宜，方药在气味善用。气者，天也。气有四，温热者天之阳，寒凉者天之阴。阳则升，阴则降。味者，地也。味有六，辛甘淡者地之阳②，酸苦咸者地之阴③。阳则浮，阴则沉。有使气者，有使味者，有气味俱使者，有先使气后使味者，有先使味后使气者，不可一例而拘。有一药两味或三味者，有一药一气或二气者。热者多寒者少，寒不为之寒；寒者多热者少，热不为之热；或寒热各半而成温，或温多而成热，或凉多而成寒，不可一途而取。又或寒热各半，昼服之则从热之属而升，夜服之则从寒之属而降。至于晴日则从热，阴雨则从寒，所从求类变化，犹不一也。仍升而使之降，须其抑也；沉而使之浮，须其载也。辛，散也，其行之也横；甘，缓也，其行之也上；苦，泻也，其行之也下；酸，收也，其性缩；咸，软也，其性舒。上下缩横之不同，如此合而用之，其

---

① 窃真：此2字原模糊不清，据《本草纲目·神农本经名例》描正。
② 阳：原作"阴"，据《本草蒙筌》改。
③ 阴：原作"阳"，据《本草蒙筌》改。

相应也，正犹鼓掌成声，沃水成沸，二物相合，象在其间也。有志活人者，宜于是而取法。

药剂别君臣

诸药合成方剂，分两各有重轻，重者主病以为君，轻者为臣而佐助，立方之法仿此才灵。往往明医不逾矩，度如解利伤风，风宜辛散，则以防风味辛者为君，白术、甘草为佐；若解利伤寒，寒宜甘发，又以甘草味甘者为主，防风、白术为臣；痎疟寒热往来，君柴胡、葛根，而佐陈皮、白术；血痢腹痛不已，君芍药、甘草，而佐当归、木香；泻频，茯苓、炒白术为主，芍药、甘草佐之；下焦湿盛，防己、草龙胆为主，苍术、黄柏佐之；眼暴赤肿，黄芩、黄连君也，佐以防风、当归；小便不利，黄柏、知母君也，佐以茯苓、泽泻；诸疮疹，金银花为主，多热佐以栀子、连翘，多湿佐①防风、苍术；诸咳嗽，五味子为主，有痰佐陈皮、半夏，有喘佐紫菀、阿胶。如是多般，难悉援引，惟陈大要，余可类推。又况本草各条，亦以君臣例载，名虽无异，义实不同。彼则以养命之药为君，养性之药为臣，治病之药为使，优劣匀分，万世之定规也。此则以主病之药为君，佐君之药为臣，应臣之药为使，重轻互举，一时之权宜也。万世定规者，虽前圣后起，犹述旧弗违；一时权宜者，故后学当宗贵通变，毋泥医家活法，观

---

① 佐：原脱，据《本草蒙筌》补。

此可知。

四　气

凡称气者，是香臭之气，其寒热温凉是药之性。且如鹅条中云：白鹅脂性冷，不可言其气冷也。况自有《药性论》，其四气则是香臭臊腥，故不可以寒热温凉配之。如蒜、阿魏、鲍鱼、汗袜，则其气臭；鸡、鱼、鸭、蛇，则其气腥；狐狸肾、白马茎、近阴处、人中白，则其气臊；沉、檀①、脑、麝，则其气香。如此，方可以气言之。其古本《序例》中并各条内，"气"字恐或后世误书，当改②为"性"字，于义方允，仍寒热温凉四性。五味之中，每一味各有此四者，如辛之属，则有硝石、石膏、干姜、附子、半夏、细辛、薄荷、荆芥之类；甘之属，则有滑石、凝水石、饧饴、酒、枣、参、芪、甘草、干葛、粳米之类；酸之属，则有商陆、苦酒、硫黄、乌梅、五味子、木瓜、芍药之类；苦之属，则有大黄、枳实、厚朴、酒、糯米、白术、麻黄、竹茹、枝子之类；咸之属，则有泽泻、犀角、阳起石、皂荚、文蛤、白花蛇、水蛭、牡蛎之属。此虽不足以尽举，大抵五味之中皆有四者也。

---

① 檀：原作"香"，据《证类本草·新添本草衍义序例》改。
② 改：原作"以"，据《证类本草·新添本草衍义序例》引寇宗奭改。

五　味

天地既判，生万物者，惟五气耳。五气定位，则五味生，五味生则千变万化，不可穷已。故曰：生物者气也，成之者味也。以奇生则成而耦①，以耦生则成而奇。寒气坚，故其味可用以软；热气软，故其味可用以②坚；风气散，故其味可用以收；燥气收，故其味可用以散；土者中气，所生无所不和，故其味可用以缓。气坚则壮，故苦可以养气；脉软则和，故咸可以养脉；骨收则强，故酸可以养骨；筋③散则不挛，故辛可以养筋；肉缓则不壅，故甘可以养肉。坚之而后可软，收之而后可散，欲缓则用甘，不欲则弗用，用之不可太过，太过亦病矣。治疾者不通乎此，而能已人之疾者，吾未之信焉。

七　情

有单行者，不与诸药共剂，而独能攻补也。如方书所载，独参汤、独桔汤之类是尔。有相须者，二药相宜，可兼用之也。有相使者，能为使卒，引达诸经也。此二者不必同类，如和羹调食，鱼肉葱豉，各有宜合，共相宜发是尔。有相恶者，彼有毒，而我恶之也。有相畏者，我有能，而彼畏之也。此二者，不深为害，盖我虽恶彼，彼无

---

①　耦：通"偶"，偶数，与"奇"相对。《易·系辞下》："阳卦奇，阴卦耦。"

②　用以：原残缺，今据上下文例补。

③　筋：原作"肋"，据《证类本草·新添本草衍义序例》引寇宗奭改。

忿心；彼之畏我，我能制伏。如牛黄恶龙骨，而龙骨得牛黄更良；黄芪畏防风，而黄芪得防风其功愈大之类是尔。有相反者，两相仇隙，必不可使和合也。如画家用雄黄，胡粉相近便自黯；炉粉得雌则黑，雌黄①得粉亦变之类是尔。有相杀者，中彼②药毒，用此即能杀除也。如中蛇虺毒，必用雄黄；中雄黄毒，必用防己之类是尔。凡此七情，共剂可否，一览即了然也。或云：药有五味，以通五脏。肝藏魂而有怒，一也；肺藏魄而有忧，二也；心藏神而有喜，三也；脾藏意与智而有思，四③也；肾藏精与志而有恐，五④也。五味以治五脏，通有七情也。

五 用

汤 煎成清液也。补须要熟，利不嫌生。并先较定水数，煎添多寡之不同耳。去暴病用之，取其易升、易散、易行经络，故曰：汤者荡也。治至高之分加酒煎，去湿加生姜煎，补元气加大枣煎，发散风寒加葱白煎，去膈病加蜜煎，去痛加醋煎。凡诸补药，汤渣两剂并合，加原水数复煎，待熟饮之，亦敌一剂新药；其发表、攻里二者，惟煎头药，取效不必煎渣也，从缓从急之不同

---

① 雌黄：原作"黄雌"，据文义乙正。

② 彼：原作"被"，据《本草蒙筌》改。

③ 四：原作"五"，按五脏排序，前言"心"为三，此"脾"当为"四"，故据改。

④ 五：原作"七"，按五脏排序，此"肾"为最后，当为"五"，故据改。

故尔。

膏 熬成稠膏也。药分两须多，水煎熬宜久，渣滓复煎数次，绞聚浓汁，以熬成尔。去久病用之，取其如饴，力大滋补胶固，故曰膏者胶也。可服之膏，或水或酒随熬滓，犹酒煮饮之。可磨之膏，或油或醋随熬滓，宜捣敷患处，盖兼尽药力也。

散 研成细末也。宜旋制合，不堪久留，恐走泄气味，服之无效尔。去急病用之，不循经络，只去胃中及脏腑之积，故曰散者散也。气味厚者白汤调服，气味薄者煎熟和粗服。

丸 作成员①粒也。治下焦热者如梧桐子大，治中焦热者如绿豆大，治上焦疾者如米粒大。因病不能速去，取其舒缓逐旋成功，故曰丸者缓也。用水丸者，或蒸饼作稀糊丸者，取其易化，而治上焦也。用稠面糊丸者②，或饭糊丸者，取略迟化，能达中焦也。或醋或酒丸者，取其收散之意。凡③半夏、南星欲去湿痰者，以生姜自然汁作稀糊为丸，亦取其易化也。神曲糊丸者，取其消食；山药糊丸者，取其止涩；炼蜜丸者，取其迟化而气循经络；蜡丸者，取其难化，能固护药之气味势力全备，直过格而作效也。

---

① 员：通"圆"，圆形也。
② 取其……面糊丸者：此15字原脱，据《本草蒙筌》补。
③ 凡：原作"犯"，据《本草纲目·神农本经名例》引李杲改。

渍酒 渍煮药酒也。药须细锉，绢袋盛之，入酒罐密①封，如常法煮熟，埋地日久，气烈味浓。早晚频吞，经络速达，或攻或补，并著其功。滓滬出曝干，微捣末另渍，力虽稍缓，服亦益人；为散亦佳，切勿倾弃。补虚损证宜少服，旋取效；攻风湿证宜多饮，速取效。

凡病在胸膈已上者，先食后服药；病在心腹已下者，先服药而后食；病在四肢血脉者，空腹而在旦；病在骨髓者，宜饱食而在夜；病在上，不厌频而少；病在下，不厌顿②而多。少服则滋荣于上，多服则峻补于下。

东垣随证治病药品

如头痛，须用川芎；如不愈，各加引经药：太阳川芎，阳明白芷，少阳柴胡，太阴苍术，少阴细辛，厥阴吴茱萸。如巅顶痛，须用藁本，去川芎。

如肢节痛，须用羌活，去风湿亦用之。

如腹痛，须用芍药，恶寒而痛加桂，而恶热而痛加黄柏。

如心下痞，须用枳实、黄连。

如肌热，又去痰者，须用黄芩；肌热亦用黄芪。

如腹胀，用姜制厚朴，一本有芍药。

如虚热，须用黄芪，止虚汗亦用。

---

① 罐密：原缺，据《本草蒙筌》补。
② 顿：原作"频"，据《本草纲目·神农本经名例》引李杲改。

如胁下痛，往来潮热，日晡潮热，须用柴胡。

如脾胃受湿，沉困无力，怠惰好卧，去痰，用白术。

如破滞气，用枳壳，高者用之。夫枳壳者，损胸中至高之气，二三服而已。

如破滞血，用桃仁、苏木。

如补血之不足，须用甘草。

如去痰，须用半夏。热痰加黄芩，风痰加南星，胸中寒痰痞塞，用陈皮、白术，多用则泻。

如腹中窄狭，须用苍术。

如调气，须用木香。

如补气，须用人参。

如和血，须用当归。凡血受病者，皆用当归也。

如去下焦湿肿及痛，并膀胱有火邪者，必须酒洗防己、草龙胆、黄柏、知母。

如去上焦湿及热，必须用黄芩，泻肺火故也。

如去中焦湿及痛热，须用黄连，泻心火故也。

如去滞气，用青皮，勿多服，多服泻人真气。

如渴者，用干葛、茯苓，禁半夏。

如嗽者，用五味子。

如喘者，用阿胶。

如宿食不消，须用黄连、枳实。

如胸中烦热，须用枝子仁。

如水泻，须用白术、茯苓、芍药。

如气刺痛，用枳壳，看何部分，以引经药导使之行则可。

如血刺痛，用当归，详上下根梢。

如疮痛不可忍者，用寒苦药，如黄柏、黄芩，详上下用根梢，及引经药则可。

如眼痛不可忍者，用黄连、当归根，以酒浸煎。

如小便黄者，用黄柏，数者、涩者或加泽泻。

如腹中实热，用大黄、芒硝。

如小腹痛，用青皮。

如茎中痛，用生甘草梢。

如惊悸恍惚，用茯神。

如饮水多，致伤脾胃，用白术、茯苓、猪苓。

如胃脘痛，用草豆蔻。

凡用纯寒纯热药，必用甘草，以缓其力也。寒热相杂，亦用甘草，调和其性也。

东垣用药凡例

凡解利伤风，以防风为君，甘草、白术为佐，经云：辛甘发散为阳。风宜辛散，防风味辛，及治风通用，故以防风为君，甘草、白术为佐。

凡解利伤寒，以甘草为君，防风、白术为佐，是寒宜甘发也。或有别证，于前随证治病药内选用，分两以君臣论。

凡眼暴发赤肿，以防风、黄芩为君以泻火，以黄连、当归根和血为佐，兼以各经药用之。

凡眼久病昏暗，以熟地黄、当归根为君，以羌活、防风为臣，甘菊、甘草之类为佐。

凡痢疾腹痛，以甘草、芍药为君，当归、白术为佐，见血先后以三焦热论。

凡水泻，以茯苓、白术为君，芍药、甘草为佐。

凡诸风，以防风为君，随治病为佐。

凡嗽，以五味子为君，有痰①者以半夏为佐，喘者以阿胶为佐，有热、无热以黄芩为佐，但分两多寡不同耳。

凡下焦有湿，草龙胆、防己为君，甘草、黄柏为佐。

凡痔漏，以苍术、防风为君，甘草、芍药为佐，详别证加减。

凡诸疮，以当归、黄连为君，甘草、黄芩为佐。

凡疟，以柴胡为君，随所发时属何经，分用引经药佐之。

已上皆用药之大要，更②详别证于前，随证治病药内遂③加减用之。

---

① 痰：原残缺，据文义补。
② 更：原作"便"，据《汤液本草》改。
③ 遂：原作"逐"，据文义改。

题本草真诠跋

洪蒙剖判，混沌托初，玄牝交姤，五贼定基，有生体质，二五①室庐，阴主其受，阳主其施，鼓之以雷霆，润之以风雨，五脏所属，分类别居，上与天通，下与物宜，升降合符，顺时调理，则暴戾之疹不作，少有疾病，自有进退抽添，不疗自愈之妙。然而玄风即邈，大药难明，虽以卢扁之圣，视垣一方，治疗之效，恒资药饵，倘非通阴阳之变化，晰运气之玄机，亦难望十全矣。何者？天地人物，形器虽殊，禀性则一，故其气之所感，味之所入，殊无彼此，此理自然，不可诬也。挽近②庸医，罕究斯道，以人身为试药之壑，以疾病为尝方之资，又有巧尚单奇，幸在必中，而藉口于蚖脂凤卵，麟腊龟趾③，不亦谬哉！搜真☐④，效与不效，亦其人自为难易，非其业有精不精也。然世之知君者亦浅矣。乃君犹以一身之所济有限，而盲医之尝试滋毒，于是汇萃本草诸书，博采名家微义，总

---

① 二五：指阴阳与五行。宋·周敦颐《太极图说》："五行之生也，各一其性。无极之真，二五之精，妙合而凝。"曹端述解："二，阴阳也。五，五行也。"

② 挽近：挽，通"晚"。《史记·货殖列传》："挽近世涂民耳目，则几无行矣。"挽近，离现在最近的时代。

③ 蚖脂……龟趾：此处代指先贤之学，语出《上清集》："蚖脂凤卵所以疗痈疥，此扁鹊之学也；麟腊龟趾所以疗痈疥，此俞跗之学也。"

④ ☐：此处共3行，约40字，因纸残字缺，存疑待考。

为《真诠》数卷。凡夫阴阳运气之奥、经络证治之法，种种悉备，虽君之学未尽于此，然亦医家之指南也。嗟夫！五蕴①之山高于须弥，六欲之海溺人不知，声色芳臭皆脧削②之斧，滋味醪醴乃熬煎之具，而又自蠹其根，自竭其源，虽有卢扁，奈之何哉？故医有四难，人有七病，未可徒委之医也。宋儒康节有言曰：与其病后能求药，不若病前能自防。吾愿与尊生家交慎之！

□□常如道人言

---

① 五蕴：佛教术语。即色、受、想、行、识五个蕴，又名"五阴"。佛教认为五蕴能阴覆真如法性，起诸烦恼。

② 脧（juān 捐）削：削弱也。余继登《典故纪闻》："岁岁加增，脧削无极，言利之臣，贻害如此。"

校注后记

《本草真诠》为明代杨崇魁著，共两卷六集，成书于万历三十年（1602）。

一、作者生平考证

杨崇魁字调鼎，号搜真子，直隶清漳（今河北肥乡县）人。生平事迹诸书未载，已难详考，据本书序言及书后题跋，杨氏概以儒闻世，而留意于医药，大约生活于明万历年间。但在《中国本草全书》宋之琪据北京大学图书馆影印该书所作的"解题"中称"清漳（今属福建）"。考《中国地名大辞典》：福建历史上并无设清漳县，亦无清漳水之名，可见宋之琪所说实无根据。至于杨崇魁家在河北，其书何以在福建出版，这一问题还得从历史的角度去考察。杨氏作为明代儒者，并未能考取功名，亦未在朝内做官，在明代《河北省志》和《清漳县志》中，并没有杨氏做官的记载。杨氏虽留意于医药，亦未成为著明医家，在《古今图书集成·医部全录》第十二册《总论·医术名流列传》中，共列明代医家900多位，却无杨崇魁之名。由此可知，杨氏当时家境并不富裕。在这种情况下，要想把自己的著作《本草真诠》雕版印刷出来，必须找一个便宜的地方才行。当时全国出版界比较便宜的地方就是福建，因为福建多用榕树雕版，榕树质地疏松，易于雕刻，虽质量欠佳，但便宜是最大的优势，故杨氏选取了福建余良进怡庆堂雕版印行。

二、《本草真诠》版本考证

杨崇魁《本草真诠》成书后，由福建怡庆堂雕版印行。此次雕版质量很差，从现存版本来看，不仅字迹模糊，而且错别字、俗写字较多，运气图、经络图字迹更是难以辨认，加上当时李时珍《本草纲目》影响巨大，在社会上广泛流行，摘编《本草纲目》的著作亦不断涌现，《本草真诠》虽在学术上有一定创意，但杨氏毕竟不是医家出身，所论药物功效主治亦欠全面，故在社会上影响甚小，自万历三十年（1602）第一次雕版印刷后再未刊行，流传至今，国内仅存北京大学图书馆余良进怡庆堂刻孤本而已。

该书封面中间书有纵排书名"本草真诠"四个楷体大字，外周有上下右双边栏线，左为单边栏线；书名上有横排"怡庆堂"三个楷体小字，系雕版单位，字外有四边双栏围线；左下栏内有"余苍泉"三个楷体小字，系出版人。书内首列杨崇魁《本草真诠》序，次列《本草真诠》目录（实系卷上目录），目录前有三行字，首行顶格书有"新刊官板《本草真诠》卷之上"十一字，第二行居下书有"清漳调鼎杨崇魁编辑"九字，第三行居下书有"建邑苍泉余良进刊行"九字；"卷下"目录则列于该卷之前，书写形式与上卷同。全书版式四周单边，版心为上端白口，上单花鱼尾，鱼尾上写书名，鱼尾下写卷次，最下端为页码。正文分两类，单纯大字者，每半页10行，每行20~25字不等；间有小字者（双行小字），每半页8行，每行40~50字不等；行间有乌丝栏线分开。全书文字肥瘦不同，粗细不等，俗写字、简体字、异体字较多，反映出多人所刻特点，但大致为横轻竖重之匠体字。另外，某些书页天头有少量手写日文眉批，多是对某些疑难字词的注释，另在各经络图中加有经穴数目，显系日人医家在阅读该书时所添。

三、《本草真诠》的主要学术价值

1. 将运气学说引入本草著作

在《本草真诠》正文中，首列运气学说并图解，运气学说主要选自《素问》七篇大论，图解则主要选自《圣济总录》等书。所选内容并非全盘照抄，而是分类摘录，有所选择。

首先，杨氏将运气学说绘制出十四幅图解，即十干纪运图，阳年太过主胜客负图，阴年不及主负客胜图，地支六气主气图，子午年、丑未年、寅申年、卯酉年、辰戌年、巳亥年司天客气加主气图，六十年五运六气加临图，六十年运气加临脉候寸尺不应图，图解运气图，五运六气主病加临转移图等，并引《礼记·月令》《素问》七篇大论之文加以说明，使运气学说内容一目了然，更加明晰。但因雕版不精，字迹模糊，给阅读学习带来不便，是其缺点。

其次，在运气病机中，先将《气交变大论》《五运行大论》《六元正纪大论》中所论木、火、土、金、水五运太过、不及之年、五郁之发所见气候、物候、五脏受病、民病诸证、上应之星，以及药食所宜气味整合在一起，又将《五常政大论》《至真要大论》厥阴、少阴、太阴、少阳、阳明、太阳六气司天、在泉、主客胜复所见气候、物候、五脏受病、民病诸证，以及补泻定制集合于一处，使运气学说内容更便于学习、理解和掌握，也为药物应用提供了依据。

杨氏将运气学说引入本草著作，为学习本草提供了理论基础，可谓杨氏的一大创见。但因该书流传不广，未受到应有的重视，后世学者很少有用运气学说研究整理本草者，不能不说是一大遗憾。

2. 以经络循行及是动、所生疾病统药物

杨氏将《灵枢·经脉》中的十二经脉循行及"是动""所生"疾病，改用七言歌诀形式加以描述，然后介绍各经常用补泻温凉药物及报使引经药物。这样做的目的，就是让读者了解经脉循行所过的躯体部位、所属的脏腑及所致的疾病，从而为药物的应用提供依据。如以手太阴肺经为例，其脉起于中焦，下络大肠，还循胃口，上膈属肺，从肺系横出腋下，下循臑内上廉，入肘中，循前臂上廉，入寸口，上鱼际，出大指内侧端；其支脉，从腕后直出次

指内侧端。其经脉所过之病可见缺盆中痛，臑、臂内前廉痛，掌中热；所属肺脏之病可见肺胀满，咳嗽，喘促，烦心，胸满。若邪气有余，可见肩背痛，风寒汗出中风，小便数而少；若正气不足，可见肩背痛寒，少气不足以息，小便色淡。然后列举肺经补泻温凉常用药物及报使引经药物，如正气不足则补之，常用人参、黄芪等；如邪气有余则泻之，常用葶苈、防风等；如肺寒则温之，常用款冬花、干姜；如肺热则凉之，常用沙参、天门冬等。其报使引经药则常用白芷、升麻、葱白等。其他诸经亦均按此规律书写，使经脉理论与药物应用联系起来，以便于指导临床。

3. 多种药物分类，更便于临床应用

（1）按药物功效主治分类　杨氏先将药物按功效主治分类，共分治风门、治热门、治湿门、治燥门、治寒门、治气门、治血门、治痰门、治疮门、治毒门、妇人门、小儿门等12门；每门再分若干类，如治风门分为行气开表药、祛风化痰药、清热润燥药3类，治热门分为治上焦热药、治中焦热药、治下焦热药3类，共计1231味药物。此种药物分类，是直接针对疾病病机采取的分类方法，有利于临床组方运用。众所周知，中医认识和治疗疾病的基本原则就是辨证论治，证候则是机体在疾病发展过程中某一阶段的病机概括。所以针对病机就是针对证候，也就抓住了疾病本质。故在当代中药教材的编写中，基本上也是按

上述方法对药物进行分类的，只是较杨氏分类更加客观详细，更便于临床应用而已。

（2）按药性分类　杨氏在按功效主治分类药物的基础上，又将药物按药性分为温热平凉寒5类，每类均介绍其性味归经、升降浮沉、气味厚薄、有毒无毒、使反畏恶，并炮制方法、产地优劣及配伍应用等。共介绍药物260种。如温性药物"细辛"云：反藜芦，忌生菜，畏硝石、滑石，恶狼毒、山茱萸、黄芪。味大辛、气温，气厚于味，升也，阳也。无毒。少阴经药，手少阴引经之药。《象》云：治本经头痛如神，当少用之。独活为使。东垣云：温阴经，散内寒，治邪在里之表。凡用，去芦头并叶。华州者妙。此种药物分类方法，是对前一种分类方法的补充，是将除功效主治以外的各种药物常识，系统地加以介绍，能帮助读者在临床应用中选择最佳药物，趋利避害，以达到最佳治疗效果。

4. 重视食治药物，广集古人所论，律成歌诀

杨氏十分重视食治药物，曾收集《本草纲目》以前各种本草著作中有关食治药物141种，分为米谷、菜蔬、果品、走兽、飞禽、虫鱼6类，先以歌诀形式简介其功效主治，然后加以注释，所涉内容较广，有些并征引古代医家之语；对于部分功效主治明显者，则只用歌诀，不加注释。如米谷类中"大豆"，歌诀云："大豆甘平除胃热，逐水通淋散积结，破瘀治风及痈疮，消谷宽膨炒作屑。豆腐

宽中脾胃和，大肠浊气能清别。”注释云：“煮汁甚凉，可以压丹石毒，解乌头诸药毒，杀牛马瘟毒，兼能调中下气止痛，通关脉，杀鬼毒，治喉痹。有黑白二种，黑者入药，白者不用。其紧小者为雄豆，入药尤佳。恶五参、龙胆，得前胡、乌喙、杏仁、牡蛎良。白豆，即今之饭豆，味咸平，肾之谷，肾病宜食。补五脏，暖肠胃，调和十二经脉。其嫩叶谓之藿，可作菜食，利五脏，下气。豆腐，味甘平，宽中益气，和脾胃，下大肠浊气，消胀满。中寒多泄多屁者忌食。”中医学认为，药食同源，食物既可以充饥，又可以强身健体，还可以辅助药物治疗疾病，故中医主张无病时可用食物调养身体，增强体质，提高抗病能力，有病时可用食物辅助治疗疾病，正如《素问·脏气法时论》中所言：“毒药攻邪，五谷为养，五果为助，五畜为益，五菜为充，气味合而服之，以补益精气。”杨氏重视食治药物，广集古人所论，律成歌诀，有利于学习记忆，可谓对药物的一大贡献。

总 书 目

诊　　法

针灸推拿

卫生编

袖珍方

仁术便览

古方汇精

圣济总录

众妙仙方

李氏医鉴

医方丛话

医方约说

医方便览

乾坤生意

悬袖便方

救急易方

程氏释方

集古良方

摄生总论

辨症良方

活人心法（朱权）

卫生家宝方

寿世简便集

医方大成论

医方考绳愆

鸡峰普济方

饲鹤亭集方

临症经验方

思济堂方书

济世碎金方

揣摩有得集

瓯斋急应奇方

乾坤生意秘韫

简易普济良方

内外验方秘传

名方类证医书大全

新编南北经验医方大成

临证综合

医级

医悟

丹台玉案

玉机辨症

古今医诗

本草权度

弄丸心法

医林绳墨

医学碎金

医学粹精

医宗备要

医宗宝镜

医宗撮精

医经小学

医垒元戎

医家四要

证治要义

松厓医径

扁鹊心书

素仙简要

慎斋遗书

折肱漫录

丹溪心法附余

IV